再発・転移の話をしよう

慶応病院放射線科講師
近藤 誠＋イデアフォー著

三省堂

装丁・イラスト／和久井　昌幸＋酒井　猛

［目次］

目次

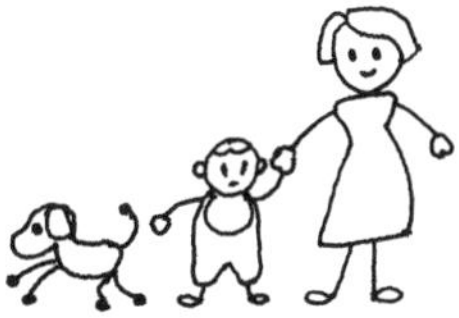

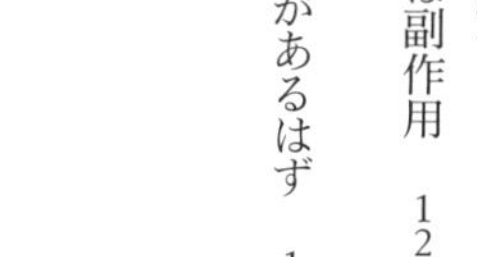

9　もし再発・転移したら

10 長生きして楽に死のう

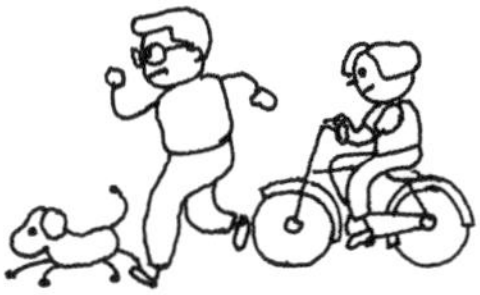

第2部　他のがんの再発・転移

2 がんの初発《しょはつ》部位別、再発・転移のポイント

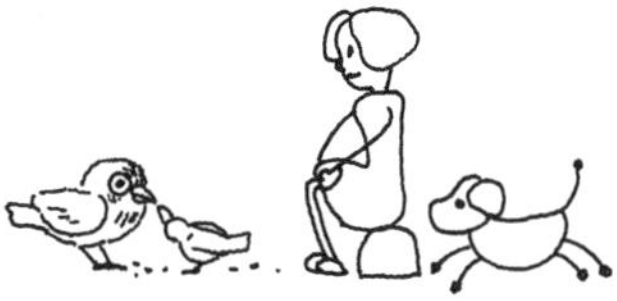

◎本書の流れ——本書は次のような意図で構成してあります

第1部　乳がんの再発・転移

1　**がんの一生**　1センチのがんは「早期発見！」と喜ばれるのがふつう。でも、がんの一生から見るとすでに熟年《じゅくねん》。がんが若くて元気なうちに、もう人の運命は決まっているのか？

2　**あなたは本当にがんだったのか**　「早期がんの治癒率《ちゆりつ》は100％近い」というが、がんは「悪性《あくせい》」の代名詞なのだから、どこか変だ。本物のがんとは何か？　早期発見されているがんとは何かを考える。

3　**転移のメカニズム**　「手術したら転移が予防できる」？　それなら、乳がんで、乳房を全部取ったのに、患者さんの3割が転移で死亡するのはなぜか？　転移のメカニズムに関する最新の理論では「転移はすでに初回治療の時に存在している」という。

4　**抗がん剤のメカニズム**　抗がん剤は大多数の患者さんにとっては単なる『毒』。抗がん剤が効《き》かないがんが圧倒的に多い。抗がん剤が有効とされるがんでも、効かなかった人には、やっぱり『毒』。しかし医者は抗がん剤を勧《すす》める。患者さんの側から拒否しないとだめ。

5　**放射線のメカニズム**　放射線治療は、臓器《ぞうき》をごっそり取る手術に代わってがんの初回治療としてもだいぶ使われるようになったが、使い方によって毒にも薬にもなる。医者が語りたがらない危険とは？

6　**手術のメカニズム**　「生検《せいけん》してメスが入るとがんが飛ぶ」そう言って医者は手術を急がせる。それなら「手術が一番危険」になるのでは？　リンパ節を取っても転移は防げないのに、医者にリンパ節をごっそり取られて患者さんは後遺症《こういしょう》に苦しむ。

7　**治療後はふつうに生活**　治療後も、再発・転移が心配で、何か民間療法をやっている患者さんが多い。民間療法にも『作用』があれば『副作用』がある。本当にそれが自分の体に必要なのか？

8　**検査はどうするか**　検査は、見つけて治療して、それで治《なお》ってこそ意味がある。でも、治る再発・転移は少ない。役に立たない検査をひんぱんにする意味があるのか？　人は検査のために生きているわけではない。

9　**もし再発・転移したら**　再発・転移は治せないのが原則。例外は少ない。しかし治せないまでも、苦痛を取り除く治療法は多々あるし、在宅《ざいたく》で過ごせる。それがわかれば安心できるのでは？

10　**長生きして楽に死のう**　再発・転移しても、すぐ死ぬわけじゃない。今日元気なら、明日には死なない。体力を保って、1日1日を積み重ねて長生きすることが大切。そのためには、患者さんの側に、知識と努力が要求される。

11　**がんで死ぬのは自然、治療で死ぬのは不条理《ふじょうり》**　人は悲惨《ひさん》な終末期を迎えるために生きてきたのではないはずだ。それなのに、なぜ、病院に入ったがために、苦しい死を迎えなければならないのか？　患者さんにも家族の方にも、これだけはやってはいけませんよと注意しておきたい。

12　**たかががん、されどがん**　がんは老化現象。世代交代《せだいこうたい》を図《はか》るために、自然界が用意した自爆装置《じばくそうち》。言いかえれば「運命」。運命とは、とことん闘《たたか》ってはいけないのでは？

第2部　他のがんの再発・転移

1　**再発・転移の対処法**　再発・転移をつらぬく原理はどのがんでも同じ。対処法は似てくる。

2　**がんの初発《しょはつ》部位別、再発・転移のポイント**　人間の体は、治療を受けることを予定して進化してきてはいない。だから治療に対して非常にもろい。寿命《じゅみょう》を縮《ちぢ》めないベターな選択とは何か？

まえがき

　コップにいっぱい入っていたジュースを半分飲んでしまった時、「ああ、もう半分しか残っていない」と思う人と、「まだ半分もある」と考える人に分かれます。

　再発・転移についても、同じことが言えます。再発・転移という事実は厳《げん》として動かしようがありませんが、心の持ちようによって、「もうだめだ」と「まだ生きられる」との差が生じます。

　しかし、心の持ちようを語る前に、なすべきことがあります。再発・転移に関しては、これまで患者が入手できる情報が少なく、その事実としての側面がよくわからなかったはずです。しかも、「がんはこわい」というイメージが、冷静な思考やバランスのとれた判断から患者を遠ざけてきました。

　そのため「治《なお》らない」とわかったあとでも、医者は「1％の可能性」を強調して患者に「希望を持たせ」、患者は「治る」ためならと苦痛に耐《た》え、精神的にも肉体的にもぼろぼろになって亡《な》くなるという悲劇が続いています。また、数あるがんの本も、医者と同様に「1％の可能性」を強調しがちですし、社会も、困難に挑戦する人を美化《びか》する風潮《ふうちょう》がありります。文字通り「がんの末期は七転八倒《しちてんばっとう》するほど苦しい」ものになり、再発・転移について語ることはいよいよタブーになります。

この悪循環《あくじゅんかん》を断《た》ち切るには、医者が本当のことを伝え、患者も、それを知る覚悟をしなければなりません。まずは、「本当のこと」を知ることが、出発点なのです。事実を正確に認識した上で、どのような選択をするか、患者自身が決めることが大切です。

私は今までに、様々ながんの治療にあたってきました。放射線科医として、外科や内科で治療が不可能になった、たくさんの再発患者の治療もしてきました。その経験をもとに、本書では、いざという時、患者がベターな選択ができるようにと、ありのままの事実を率直に伝え、私が知る限りの具体的な選択肢を述べました。


第1部は乳がんの再発・転移についてです。なぜ、乳がんを素材にしてがんの再発・転移を語ったかというと、乳がんを理解すれば、すべてのがんを理解できると言ってもいいからです。乳がんは、くじ引き試験（注参照）のデータが一番豊富にそろっています。がん治療の3点セット（手術、放射線、抗がん剤）が用いられ、ホルモン剤も効《き》きます。

本書では、それらの治療法が、がんの基本的なメカニズムに照らして、どのような力と限界を持つのかを説明し、その上で、では、再発・転移後はどうなるかを説明します。


注・くじ引き試験（ランダム化《か》比較試験）…くじを引くように無作為《むさくい》（ランダム）に患者さんをグループに分け、別々の治療法（片方を無治療《むちりょう》とする場合も）を試して結果を比較する方法。

第2部は、乳がん以外の他のがんの再発・転移についてです。

がんは、胃、肺、大腸《だいちょう》、肝臓《かんぞう》など、いろいろな臓器《ぞうき》・組織から発生し、初回治療の方法はそれぞれ異なりますが、再発・転移の場合には、対処法は似てきます。再発・転移をつらぬく原理が同じだからです。そのため、ひとつのがん(本書では乳がん)について理屈《りくつ》と対処法を極《きわ》めれば、他のがんについても応用がききます。ただ、がんの初発《しょはつ》(原発《げんぱつ》)部位によって、再発・転移した場合の考え方や対処法を違えたほうがよい場合があります。そこで、第2部では、がん別にポイントを示しました。乳がん以外のがんについては、それを参照しながら第1部を読んでください。

本書でとりあげた、がんの再発・転移に関する考え方は、最新の知見《ちけん》とデータにもとづいています。これらのメカニズムを知ると、「がんにかかるのは自然、治療で死ぬのは不条理《ふじょうり》」という意味も理解して頂けるでしょう。がんに関する正しい知識が社会に普及すれば、がんのイメージも変わり、患者さんも精神的に、もっと楽になれるはずです。

ひとくちに「治《なお》らない」といっても、再発・転移の仕方や進行は様々です。再発・転移したあとでも、病院にしばられずに、ふつうに暮らすことはできます。仕事を続けている方、家族と旅行に行く方もいます。私はなるべく在宅療養《ざいたくりょうよう》を勧《すす》めていますので、亡くなる1週間前まででも、歩いて外来に通って来られる人もいます。これらの人たちは、きっと、皆さんが今までに持っていた再発・転移がんのイメージを変えてくれるでしょう。

第1部　乳がんの再発・転移

1 がんの一生

『早期発見おめでとうの1センチ』で10億個のがん細胞

Dr「このごろは、1センチのがんが見つかった時に『早期がんです、おめでとう』と言うのが流行らしいけど、皆さん、1センチのがんには何個くらいの細胞があると思いますか?」

☺「1センチなんて、ほんとに小さいじゃないですか」

Dr「ではまず、がんの誕生から考えてみましょう。がんは、体の中で、ある1個の正常な細胞が傷を受けてがん化して、それが2倍2倍と増えていったものです」

☺「がん細胞も、正常細胞と同じように分裂するんですか?」

Dr「そうです。ちがうところは分裂したあとです。正常細胞の場合は、分裂の仕方が統制《とうせい》がとれています。分裂して2個になったあと、そのうち1個は体を維持《いじ》するのに使われて、やがて

●正常細胞の分裂
むやみにふえない

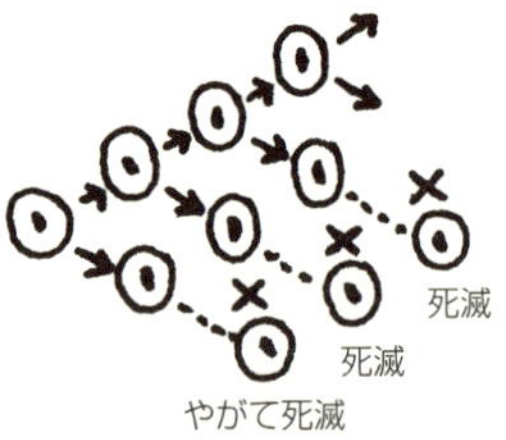

死滅《しめつ》します。皮膚から剝《は》がれ落ちる垢《あか》なんかがその死骸《しがい》ですね。もう1個はまた分裂して2個になる。このくり返し。こうなると…」

☺「細胞の数はやたらと増えないわけですね？」

Dr「そう。ところが、がん細胞は勝手にどんどん2倍、2倍と増える。2個が4個、4個が8個、8個が16個、16個が32個…、いわゆるネズミ算になります。

では、がん細胞1個の大きさはどのくらいだと思いますか？」

☺「0.1ミリくらいかしら？」

Dr「その10分の1。1ミリの100分の1で、10ミクロン。10ミクロンからスタートして、千倍の1センチくらいになると、がんのシコリとして認識できるようになります。消化管《しょうかかん》のがんだと内視鏡《ないしきょう》で見えます。肺のレントゲン検診《けんしん》でも写るようになります」

☺「そして、『早期発見おめでとう』と言われるわけですね」

Dr「そうです。これで1センチのがんの中にいくつがん細胞があるか計算できますね」

☺「1センチは10ミクロンの千倍だから千個？　百万個？」

●がん細胞の分裂　2倍、2倍とふえる

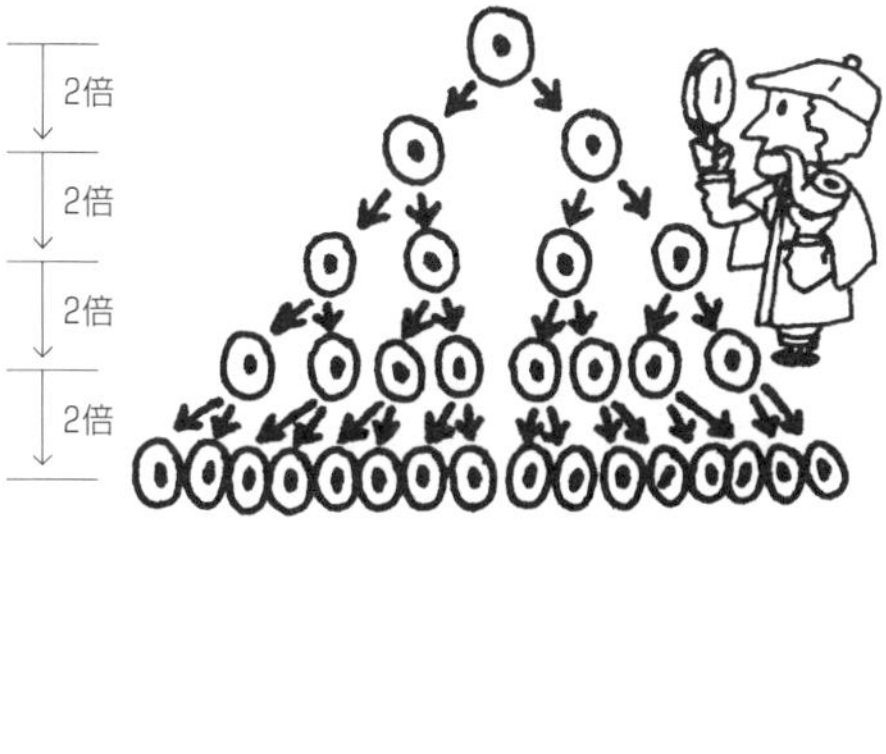

Dr「皆さん算数が苦手《にがて》ですね。答は10億個。直径が千倍になるから、体積はその3乗として千×千×千で、10億個になります」

☺「『おめでとう』の中身は、10億個のがん細胞なんですか！」

Dr「数を聞くとショックですね。でも、1センチになるまでに何年かかったか？　これを計算してみると、また印象が変わるかもしれません」

がんの誕生

Dr「それぞれの人のがんは、一定の速度で分裂していると考えられています」

☺「それは、がんが誕生してから、ずっと同じ速度で分裂しているってことですか？」

Dr「はい」

☺「とすると、その速度がわかれば、がんがいつごろできたかわかるわけですね」

Dr「そうです。そして、たまに速度が計算できます。たとえば、気づいた時、1センチの大きさだったシコリが、ぐずぐずしている間に4センチになったAさんがいるとしましょう。ぐずぐずしていた間が6ヶ月とすると、Aさんのがんはいつできたか？」

☺「3年くらい前？　5年前かしら」

Dr「じゃあ計算してみましょう。まず1センチが4センチにと、直径が4倍になったのだから、体積はその3乗で4×4×4＝64倍になる。結果的に64倍になるには、2倍2倍と増えるがんとしては何回分裂したことになるでしょう？」

「2×2×2…と掛《か》けていって64だから、えーと2の6乗、つまり6回」

Dr「そう。Aさんのがんは、6回分裂するのに6ヶ月かかった」

「スピードが一定と考えれば、1回分裂するのに1ヶ月ですね？」

Dr「そう。この1回分裂するのにかかる時間を、英語でダブリングタイムといいます」

「ダブリングって、2倍になるという意味？」

Dr「そうです。がんは1回分裂すると細胞の数が2倍になる。2倍になるのに必要な期間をダブリングタイム、日本語だと倍増《ばいぞう》期間とか倍《ばい》加《か》期間といいます。では1センチになるまでに、このがんは何ダブリングしたか？　ちょっと難しいので結論を先に言いましょう。

直径が10倍になると、がんは10ダブリングしたことになります。なぜかというと、直径の3乗が体積でした。直径が10倍になるんだから10の3乗として10×10×10で千。この千になるには、2倍2倍と

●直径が10倍になるには10ダブリング

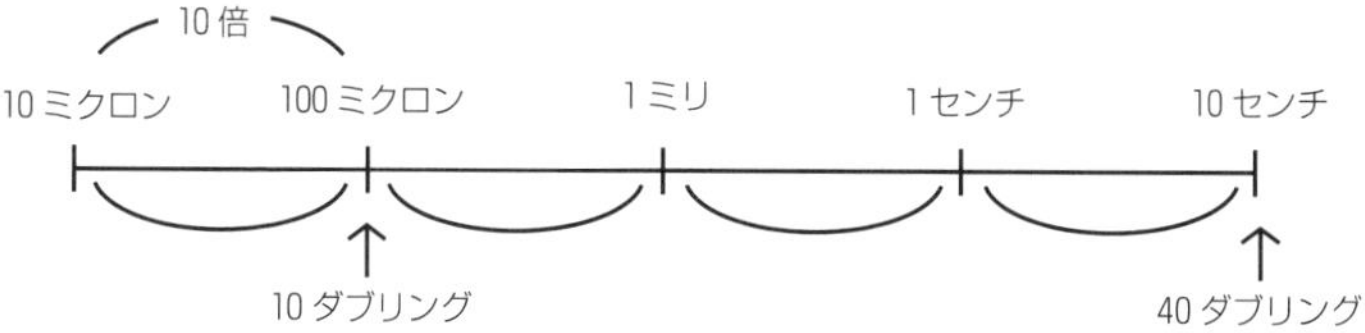

くり返して何回分裂すればいいかというと、2の10乗で1024という数字がある。だから、10回分裂すればいい。皆さん、『直径が10倍になるには10ダブリング』と覚えておいてください。

がんが最初に誕生した時が10ミクロン。その10倍の直径100ミクロンになるのに10ダブリング。さらに10倍の1ミリになるのに10ダブリング。さらに10倍の1センチになるのに10ダブリング。合計30ダブリング。さっきの計算で、Aさんのがんは1ダブリングするのに1ヶ月かかると出たので、これを当てはめると、30ヶ月、つまり2年半前に1つ

●Aさんのがんのスピード（ダブリングタイム=1ヶ月）

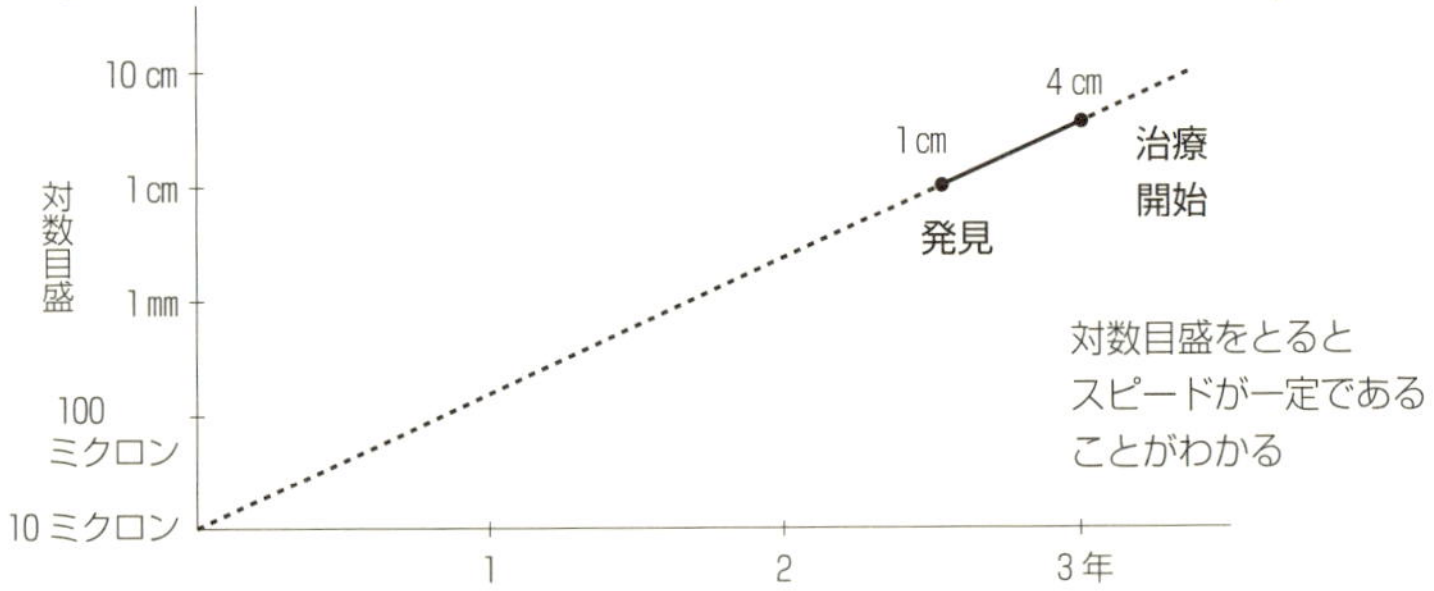

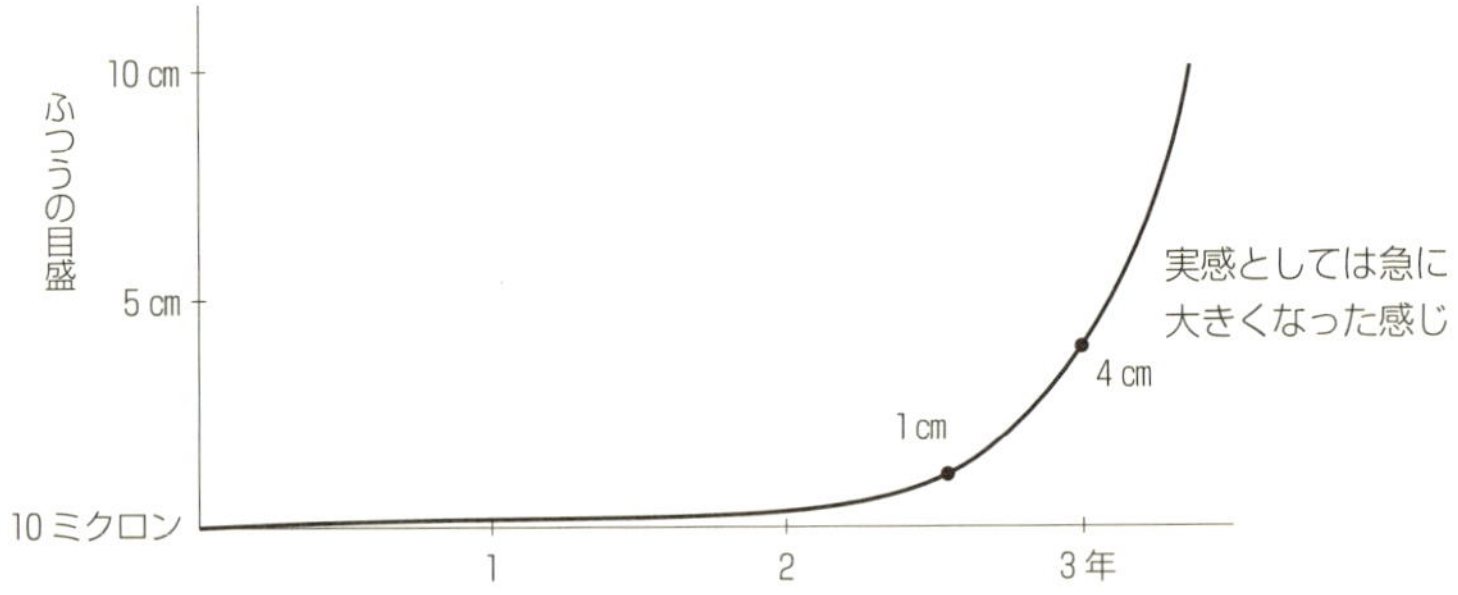

のがん細胞が誕生したことになるわけです」

☺「2年半前にできたのが、気づいた時は1センチ、ぐずぐずしてた6ヶ月で4センチ！　3センチも大きくなったんですね。あとになるほどスピードアップしたんですか？」

Dr「どうして？」

☺「だって、1センチになるまでに30ヶ月かかって、あとは1センチ分大きくなるのに2ヶ月ずつでしょ。同じ1センチでも15倍のスピードじゃないですか」

☺「ほんと。なんだか加速度がついたみたいに見えるわ」

Dr「ハハハ、そうか。皆さんの感覚からしたら、あとになるほど急激に大きくなっていく感じなんですね（前ページ下の図）。対数グラフで表すと直線になって、スピードは一定なんです（前ページ上の図）。
　さて、このままいくと、このがんの一生はいつ終わるか。これは言うまでもなく、このがんの持ち主であるAさんが死んだ時…」

☺「ふぅー」（数人からため息がもれる）

Dr「つらいけど、そういうことなんです。1センチのがんが10センチになった時に、ほぼ人間は滅ぶと言われています。10センチにな

●がんの一生、「早期発見の」1㎝から10㎝まで

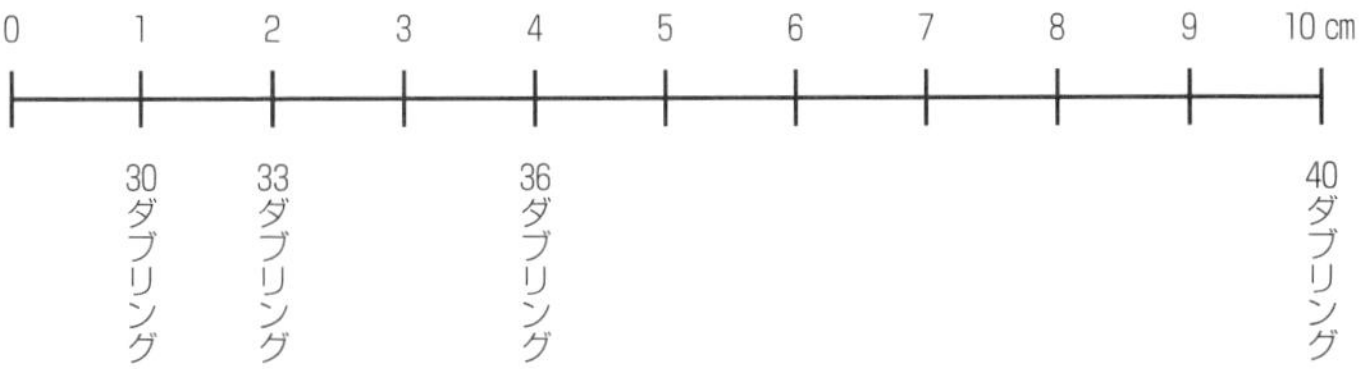

るまでを辿《たど》ってみると、１センチから10センチまでは、直径が10倍になるから、10ダブリング。さっき、１センチになるまで30ダブリングしていると説明しました。それを足して合計40ダブリング。これががんの一生です」

「図（前ページ）を見ると、４センチになるまでに、がんは36ダブリングしているんですね。とすると、あと残りは４ダブリング。Ａさんのがんのスピードだと、あと４ヶ月しかないっ！」

Dr「いやいや、それはまったく治療しなかった場合を想定したものですから、治療した場合は別です。それから乳がんでは、20センチに

●同じ１センチの「早期がん」でもスピードがちがうと…

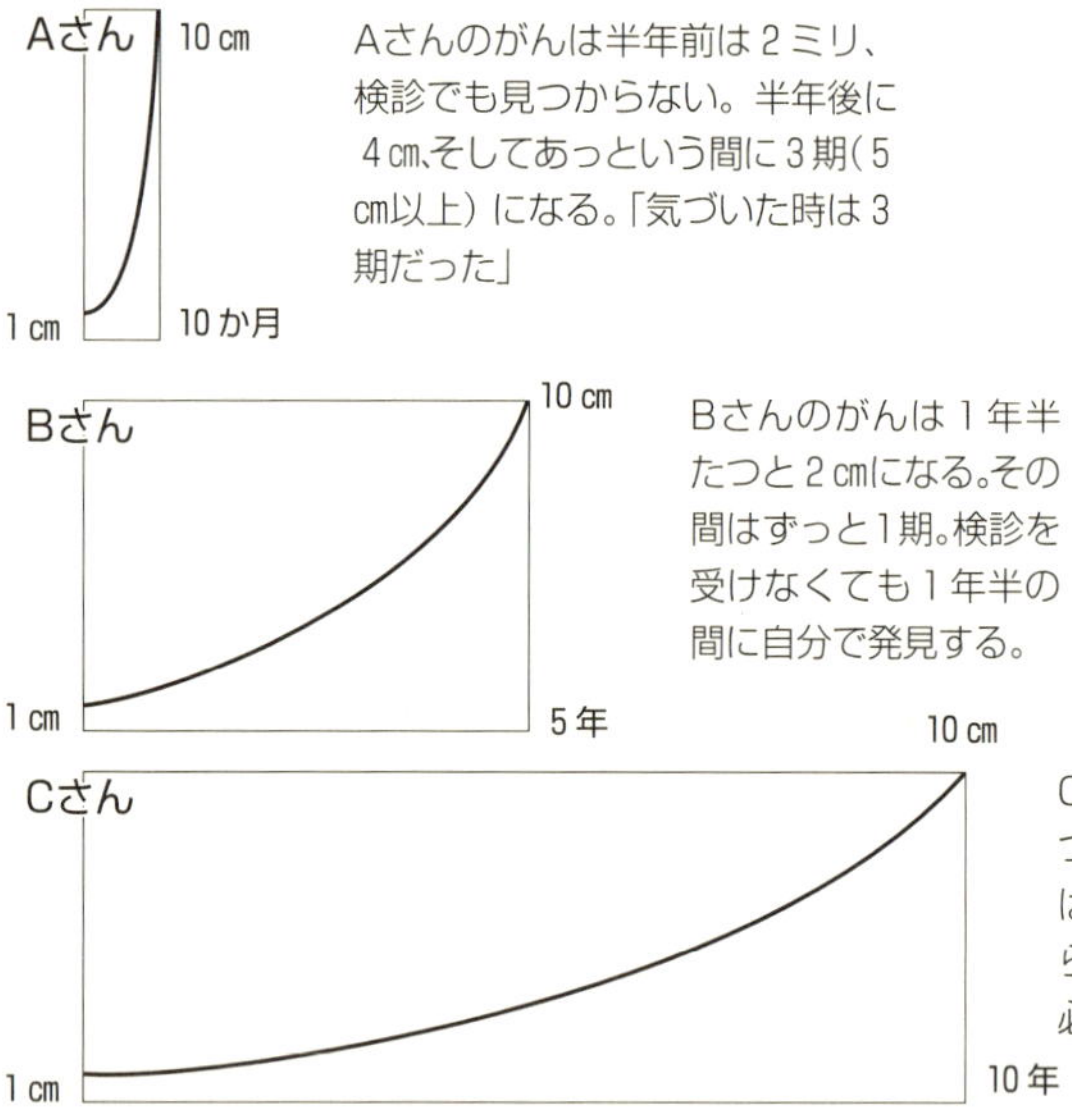

Aさんのがんは半年前は２ミリ、検診でも見つからない。半年後に４㎝、そしてあっという間に３期（５㎝以上）になる。「気づいた時は３期だった」

Bさんのがんは１年半たつと２㎝になる。その間はずっと１期。検診を受けなくても１年半の間に自分で発見する。

Cさんのがんは３年たつと２㎝になる。その間はずっと２期。「すぐ切らなくちゃ」とあせる必要はない。

●がんの一生とダブリングタイム（DT）

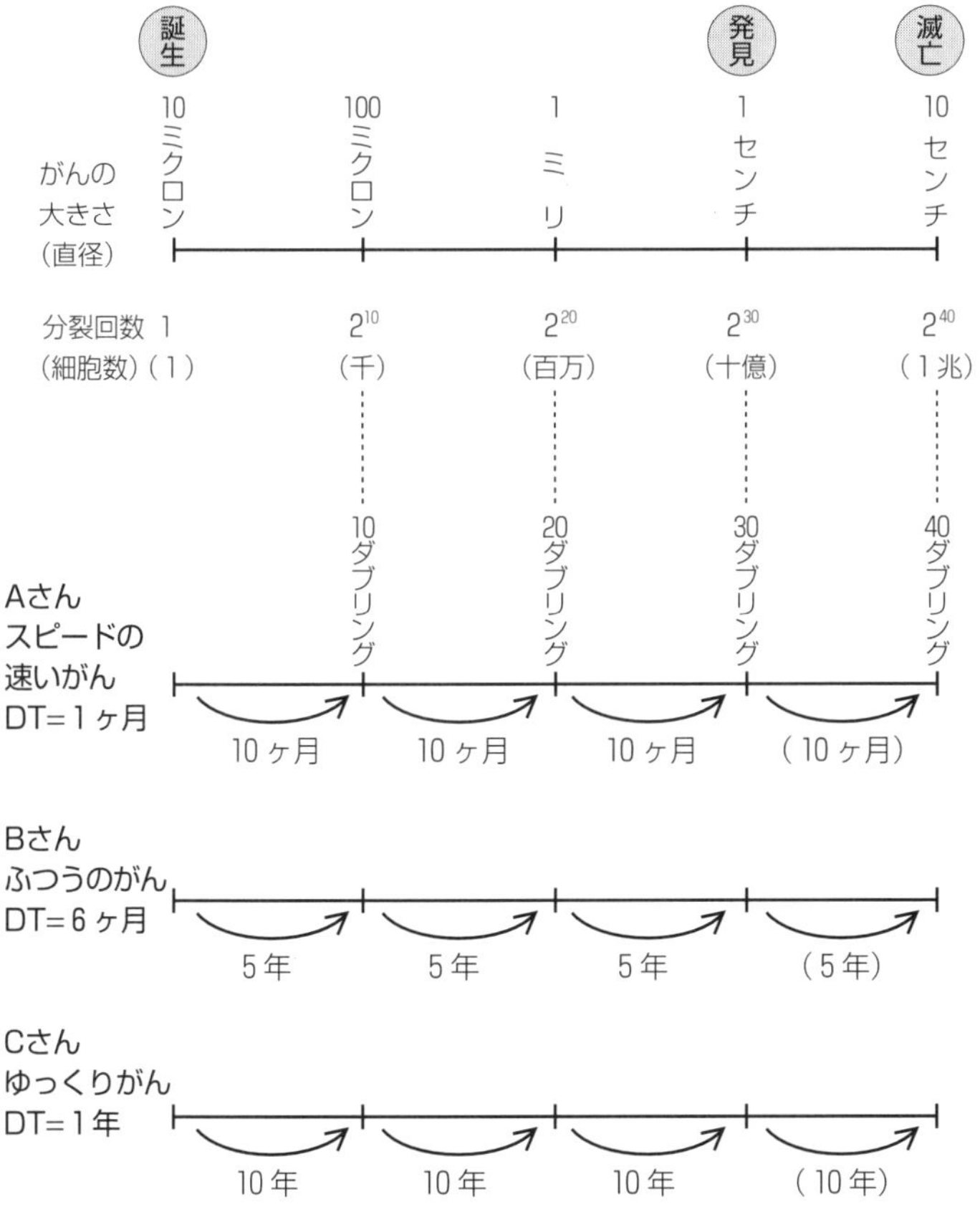

なっても、それだけでは死なないから、10センチというのは一応《いちおう》の目安です。
また、『がんの一生は40ダブリング』というのは、がん細胞が栄養不足で途中で死んだりしなかった場合。途中で死ぬものがあると、60ダブリングかかるかもしれません」

がんの一生から見ると、気づいた時はもう熟年《じゅくねん》!

☺「Aさんのように、ダブリングタイムが1ヶ月というのは速いほうなんでしょうか?」

Dr「ある種の急性白血病《はっけつびょう》とか進行速度の非常に速い悪性《あくせい》リンパ腫《しゅ》などは、数時間で倍々になる。だから治療は数日を争うことがあります。反対に、2倍になるのに3千日なんてゆっくりながんもあります」

☺「3千日というと8年でしょ。えーっ!、1回分裂するのに8年もかかるの?」

Dr「そう。だから、そういうのを見つけてもほとんど無意味です。こういうのは要するにがんではないんですね。そのことはあとで話しますが、ダブリングタイムが1ヶ月以内のものは、乳がん全体の2割弱と言われています」

☺「そうすると、他の人はもっと遅いんですね?」

Dr「そうです。他のがんでも、ふつう、ダブリングタイムはかなり長い。さらに同じAさんでも、がんができた臓器《ぞうき》によってもちがってきます」

☺「つまり、Aさんの乳がんがゆっくりで、Bさんの乳がんがスピードが速い、というように、1人1人スピードは異なる。そして、Aさんがもし新たに胃がんになったら、今度もゆっくりかというとそうでもないと」

Dr「そのとおり。仮に同じだったとしても、それは偶然《ぐうぜん》と考えられます。ただし、Aさんの乳がんが肝臓に転移したとしたら、それは乳がんの速度と同じ。大ざっぱに考えるとそうなります」

☺「じゃあスピードの遅い乳がんは、転移したあとも進行が遅《おそ》いことになるんですね？」

Dr「理屈《りくつ》の上ではね。でも実際には、そうならない場合もあります。
　ところで図（9ページ）をもう一度見てください。1センチっていうと、どの辺になりますか？」

☺「『発見』と書いてあるところですね。まあ、4分の3のところですよ。1センチになるまでには、がんの寿命《じゅみょう》の4分の3が過ぎているんですね」

Dr「ぼくたちの平均寿命を80歳として、人間にたとえると60歳になります」

☺「『早期発見』の『若いがん』といっても60歳！」

Dr「そう。我々は7、8合目という地点で闘《たたか》っているんです」

☺「がんからしたら、急に大きくなったわけではない、ということなんですねぇ…」

大きくなるとがんも成長スピードが落ちる？

☺「分裂速度は、病理《びょうり》の標本を見ただけでもわかるんでしょうか？」

Dr「病理標本を見てもわかりません。観察期間がないと計算できないから。がんの分裂速度は一生を通じて一定だと考えられていますが、本当に一定か、がんが生まれた時からずっと同じか、と聞かれたらわかりません。観察できたとしても、発見できる1センチから2センチ以降の時期しか、医者は観察していませんから」

☺「手術して取っちゃうから、観察できないんですね？」

Dr「そうなんです。ぼくの経験では、子宮《しきゅう》がんが肺転移《はいてんい》したあと、もう治療法がなくて、そのまま何もしないで経過をみていただけの患者さんで、シコリの成長の様子から、ダブリングタイムが2年あるんじゃないかと言える人もいました。でもそうすると、1センチになるのに30ダブリングするから、掛ける2年で、60年かかったことになる。ちょうど60歳くらいの人でしたが、転移したのが赤ちゃんの頃になってしまう。しかし、赤ちゃんに子宮がんはありません」

☺「もし60歳以下の人だとすると、生まれる前になってしまう」

Dr「そう。それは矛盾ですから、途中から分裂スピードが鈍《にぶ》ったと考えられます」

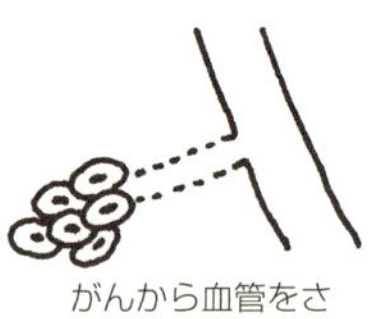

がんから血管をさそい出す物質が出されると毛細血管が伸びてくる

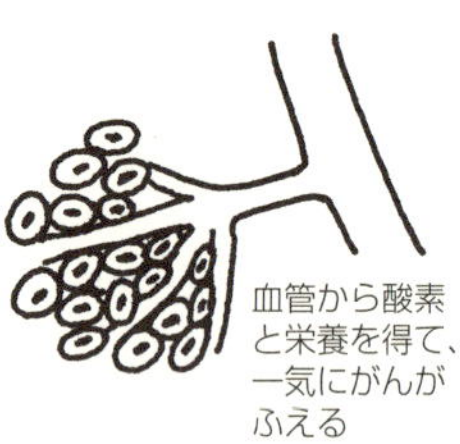

血管から酸素と栄養を得て、一気にがんがふえる

「なぜ鈍ったの？　がんはそもそも分裂するのにエネルギーは必要ないんですか？」

Dr「もちろん、がんにもエネルギーが必要です。そのエネルギー源が酸素と栄養。ブドウ糖《とう》などの栄養や酸素を運ぶためには、血管が必要になります。がんが大きくなっていく時には、正常な組織を押しのけたり、正常な組織に入りこんだりするわけだから、血管がなかったり、不足したりすると栄養障害になる。大きな団地ができると、食料を運ぶ道路がもっと必要になるように、がんも大きくなると、よりたくさんの栄養が必要になります。

　がんには血管を新しくつくる能力がありますが、この能力はがんによってまちまちです。十分な血管が用意できない時もある。そうなると、たとえば、1つの細胞が同じスピードで分裂しようとしても、2つに増えた瞬間に、片方の細胞が栄養不足で死んでしまうことが起こりうる。個々のがん細胞のそれぞれの成長が鈍《にぶ》ることもある。また、がん細胞がシコリからどんどん流れ出してしまう場合もある。これはあとで転移の話の中で説明します。いずれにしても、いろいろな理由で、全体としての成長スピードが鈍くなります。

　場合によっては、細胞のかたまりごとそっくり死んでしまうこともあるようです。ちょうど、バブル時代にできたマンションが、周りの環境が悪くなると廃屋《はいおく》になるようなものです。胃がんや大腸がんでは、大きくなると真ん中が腐《くさ》ってしまって、阿蘇山《あそさん》の山頂みたいにへこんだ格好《かっこう》になることがあります。がんの成長スピードに血管の新設が追いつかなくて、自分自身を腐らせてしまった。死滅させるくらいだから、まして成長が鈍ることは十分にあるだろうと考えられます」

☺「壊死《えし》した部分は、正常細胞になるんですか？」

Dr「死んだものはなりません。正常な細胞に置き換えられれば別ですが、一般にがんは内側には育たなくて、正常細胞の間に入りこむように、がんから見て外側に向けて育つ」

☺「がんだけに栄養や酸素をあげない研究というのはないんですか？」

Dr「肝臓にできたがんでは、肝動脈《かんどうみゃく》をふさいで、がんへの血流を絶《た》って治療する方法（塞栓《そくせん》術）が行われていますが、他のがんでは難しい」

☺「どうして栄養や酸素が十分でないのに、無理やり分裂するんですか？」

Dr「それがかんの『がん』たるゆえん。宿主を滅ぼしてまで成長しようとするのですから、一定のスピードで分裂するように運命づけられているんでしょう」

☺「その運命は、どうして決まったんですか？」

Dr「突然変異などの、遺伝子の変化によります」

☺「乳がんの場合でも、大きくなると成長速度は鈍《にぶ》るんですか？」

Dr「そうだと思います。時間軸を横軸に、大きさを縦軸《たてじく》にして対数グラフにとると、6ページの上の図のように、成長速度は直線関係になるはずですが、最初は同じ速度で大きくなって、だんだん鈍っていくと考えられています。ゴンペルツ関数といいます」

☺「がんが大きくなればなるほど速度は鈍っていくとすると、がんの寿命《じゅみょう》も人間の寿命も、考えていたよりもう少し延びるわけですね。少しほっとしたわ」

☺「もし、5ミリで見つけたとしますね。それが1センチになるまで観察すれば、それでそのがんの寿命は計《はか》れますか？」

Dr「推測はできます」

☺「治療の参考になりますか？」

Dr「そう。ダブリングタイムが長いから治療しないで様子をみよう、というような判断もできます。ダブリングタイムが長ければ、おそらく転移している率も低い」

あわてなくてもいい

☺「もし、2センチとか3センチになってくると、成長スピードが落ちるんだとすれば、医師に『すぐ切らなくちゃ』と言われた時に、少し考える時間ができますよね」

☺「私も観察期間が必要なんじゃないかと思うわ」

Dr「最近ぼくの外来には、乳がん、子宮頸《しきゅうけい》がん、胃がん、前立腺《ぜんりつせん》がんなど、いろいろながんで様子をみている人が増えています。そういう人が数十人います。

皆さんの中にも、治療しないで経過をみていくと、ほとんど大きくならなかった人がたくさんいるはずです。でも、今の診断と治療のシステムでは、病理《びょうり》で『がん』という診断がついたら治療することになる。患者さんのほうから『しばらく様子をみたい。待ちたい』と言ってくれれば別だけど、医者のほうからは、なかなか『ほっときましょう』とは言えません。だいたい、患者さんにがんの知識が足りない場合が多いから、『早く治療してくれ』ということになってしまう」

☺「電話相談でも、問い合わせがあるんですよ。すぐ手術しないといけないかとか、医師に1ヶ月後に入院してくれと言われたが、そんなにほっといて大丈夫なんでしょうかという質問がよくありますね。そんな時に、待ってみるのもいいんじゃないでしょうか、とかなり無責任に私は答えているんですけど」

Dr「それはかなり合理的です。皆さんとしては、もし待った場合、それによってどうなるかが心配でしょう？　今、仮に乳がんの場合に、8割治るものが、待つことで6割に減るのかというのが、気になるところですよね。

結論から言うと、乳がんの場合、1、2ヶ月治療の開始が遅れても、どうということはありません。あとで説明しますが、転移は、シコリが発見されるよりずっと前に起きているから、治療開始が遅れたからと言って、そのせいで予後が決まるわけではない。それなのに、医者は『早くしないとがんが飛ぶ』『もう少し早く来てくれれば』などと言う。それは、習慣やおどしで言っているだけなのです。

医者にも、ほっといたらどうなるか、経験がないし、よく知らない。知らないくせに、がんといったらすぐ切ったり放射線をかけているから、いよいよほっといた場合の経過、〝がんの自然史〟はわからないのです。ただし、『ほっといてもいいかもしれない』という話は、忙しい日常診療の場ではなかなか説明しきれません」

「私の場合は、がんと言われたあと『手術はいつがいいですか?』と聞かれて2週間後になったんですけど『急に大きくなることはないのですから、全然あわてる必要はないですよ』と先生に言われ、手術までの間も生活は今までどおり。食事も仕事もそのまま続けなさいとの言葉のおかげで、自分の状況、これから闘わなきゃならない病気のことをゆっくり考えるゆとりができました。『ほっといてもいい』じゃなくて『あわてなくてもいい』というのが一番安心できる言葉だと私は思います」

2　あなたは本当にがんだったのか

がんの定義って、そんなにあいまいなの？

Dr「皆さんにぜひ考えてほしい疑問があります。皆さんは本当にがんだったんですか？」

☺「それは誤診《ごしん》ということですか？」

Dr「いや、そうではありません。確かに、乳がんに限らず、他のがんでも誤診は多い。10年ほど前は、よその病院で乳がんと診断した病理《びょうり》標本をもう一度調べたら、誤診が10％くらいありました。でも、そういう診断ミスではなくて、病理医が一致して『がん』と診断した中にも、その性質が『がん』とはいえないものがあるのではないか。とくに、『早期発見したがん』などは、性質が『がん』ではないものが多数ではないか。本当に治療する必要があるのか？　これがぼくの疑問なんです」

☺「でも、あるがん専門病院の医師は、がんかがんでないかは、顕微鏡《けんびきょう》で見て『ほぼ100％判別できる』と言ってますよ」

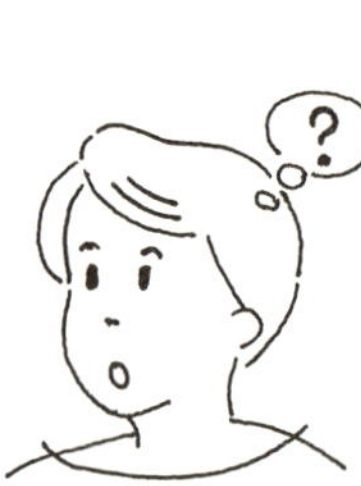

Dr「そういう専門家が『がん』と診断した中に、がんとすべき性質を持たないものがあるだろうということなんです」

「がんかどうかは、どこで判断するんですか？」

Dr「病理医が顕微鏡《けんびきょう》で標本をのぞいて判断します。細胞の構造、集まり具合《ぐあい》、1つ1つの細胞の顔つき、つまり核《かく》の大きいものはタチが悪い、などの診断基準がある。といっても、タチが良さそうな顔でも転移するがんもあるし、タチが悪そうな顔でも100％転移するとは限らない。そもそも、他のいろんな場合でも、細胞はがんの顔つきに似てきます。

たとえば、毒物を取りこんだ場合も、ホルモンで変化したという場合も、がんと同じ顔つきになる可能性がある。ウイルス感染でも、細胞の核がでっかくなって中が黒々と見えてきたりする。今、〝子宮頸《しきゅうけい》がんの早期発見〟とされている子宮の『上皮内《じょうひない》がん』の多くは、がんではなくて、ウイルス感染に過ぎないのではないかとぼくは疑っています。でも、今のところ『疑わしきは罰する』だから、これらもがんだということにされてしまう。

そして、がんを切らずに自然に任せた場合(自然史)のデータを持たずに、がんだがんだといって切ってしまっているのが現状です。乳がんを体験した皆さんの中でも、リンパ節

●がんも見かけによらない？

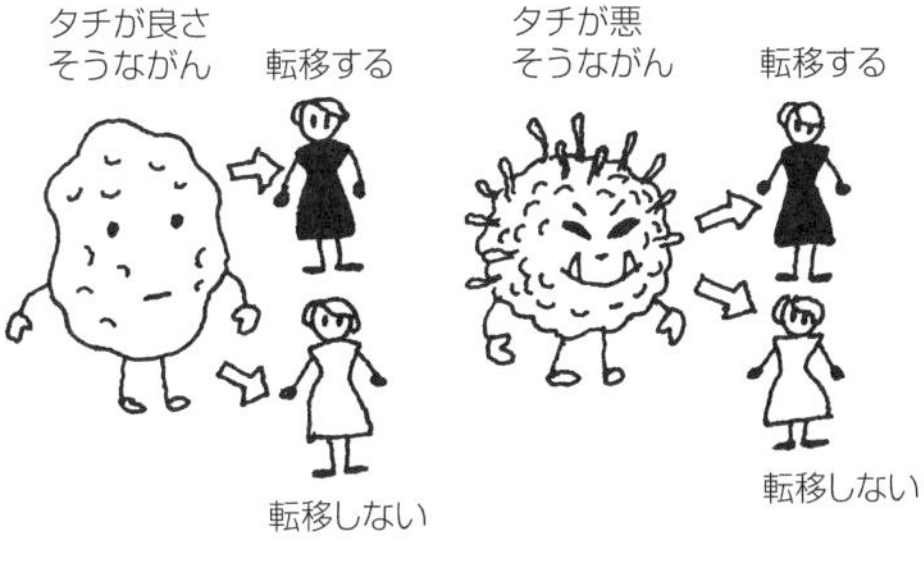

に転移していない人の大部分は、多分、がんといってもホルモンによる良性の変化だと思います」

☺「そうすると、がんとは何か、定義から考えなければなりませんね」

Dr「がんの定義は難しいんです。『大きくなる(増殖《ぞうしょく》する)』と『致死性《ちしせい》である』。この2つががんの基本的な要素で、両方を充《み》たさないといけない。数十年前までは、治療法がなかったから、がんの定義ははっきりしていた。みんな死ぬから」

☺「それで『がんイコール死』と言われたんですね？」

Dr「そうです。そこで、致死性のがん、つまり人を殺したがんの病変を集めて調べてみると、特徴的なものが拾える。顕微鏡で見て、これががんだ、という病理像ができてくる。ところが、生きている間に診断して治療してしまうと、今度は本当に『致死性』かどうかがわからなくなる。しょうがないから、定義から『致死性』をはずして、『がんは転移するものだ』に置き換える。転移すればたぶん死ぬだろうから。つまり、がんの定義は『転移をする細胞増殖』となる。すると、転移があっても死なない人はどうなる？　がんだったのかどうか、つきつめて考えるとわからなくなる。それでも、リンパ節などに転移があれば、転移する性質を持っているから、ある程度納得できる。ところがもっと小さい原発《げんぱつ》がんが見つかるようになってきて、リンパ節に転移もないと、本当にがんかどうか、診断に確信が持てなくなってくるわけです」

☺「患者にとって深刻《しんこく》な問題なのに、がんの定義って、そんなにあいまいなんですか？」

Dr「とくに、『上皮《じょうひ》内《ない》がん』とか『粘膜内《ねんまくない》がん』と言われるような、上皮の中にできたがんというのは、転移する気配はない。まして致死性かどうかなんて、とうていわからない。

乳がんでも『乳管《にゅうかん》内《ない》がん』は、乳管の中にとどまっているがんで、一般にタチがいい、つまり転移しないと言われています。これなどもがんと言えるかどうか。それでも、昔、人を殺していた乳がんの細胞と顔つきが似ているから『がん』としましょうというのが実態です」

☺「それで、乳管内がんと言われた患者は悩むんですよね。転移がないがんと言われているにも関わらず、『乳管を伝わってがんが乳房全体に広がっているから、温存はできません。全摘《ぜんてき》するしかありません』と言われてしまう」

☺「命に関わらないのに乳房を失うことになるなんて、釈然《しゃくぜん》としませんよね」

Dr「本人が納得して、転移しない性質だから様子をみようと決心すれば済むんですけどね。ぼくの外来には乳管内がんと診断されても、そのままにしている人が数人います。最長の人は13年間、何の変化もありません」

本物のがん、偽物《にせもの》のがん、そして『がんもどき』

Dr「胃がんのデータで、もう少し説明しましょう。昔、集団検診《けんしん》や人間ドックがなかった時代には、進行がんと言われる大きさになってから胃がんを見つけていました。だから、転移している胃がんが何％あるかは、その時代の比率が本物らしいと考えられます。

その時代の比率では、症状があってから見つかる人、つまり進行胃がんの人がたとえば100人いたとすると、そのうち転移があって死ぬ人は50人。時間的にさかのぼっても、この比率は変わらないはずです。なぜかというと、あとで説明しますが、転移がある人は、原発《げんぱつ》がんが見つかるよりずっと早い時期に転移しているから」

☺「でも、早期がんの図を見ると、転移があって死ぬ人の比率は減ってますよ」

●胃がんの転移率と胃がんの「がんもどき」（斜線部分）

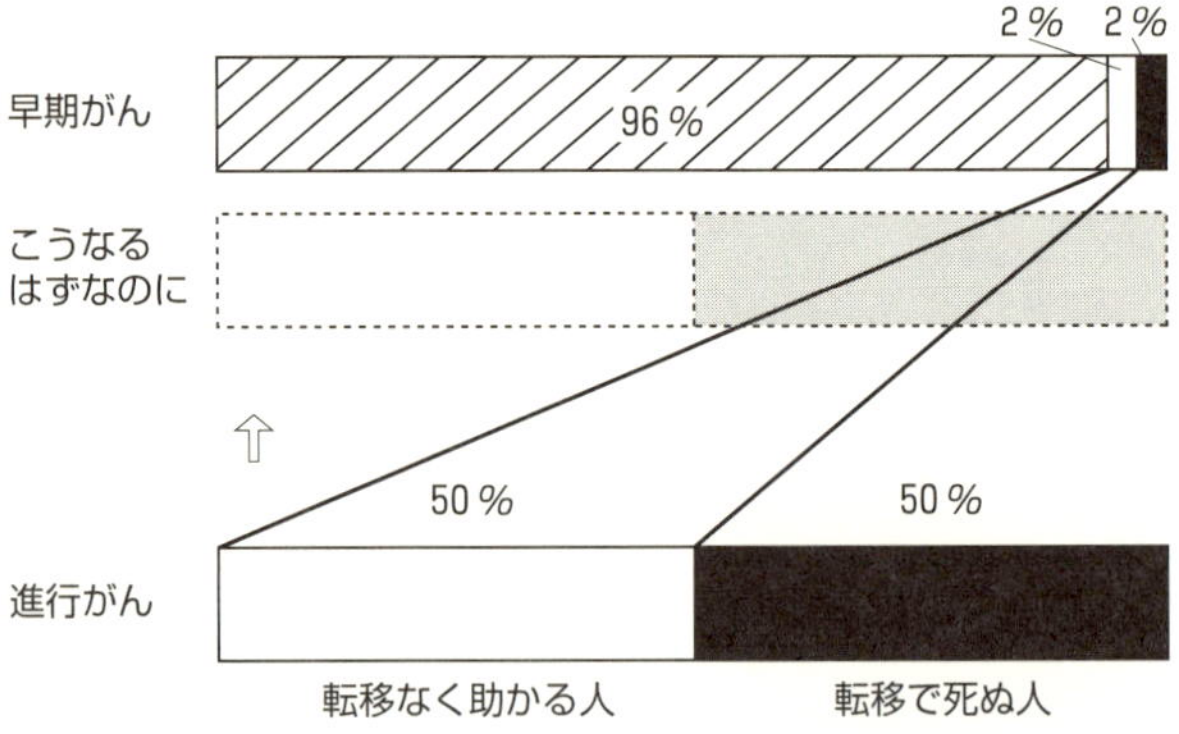

Dr「そうなんです。転移のある50人(50%)が、早期がんの中ではたった2%になってしまう。なぜなんだろう？　一般的にはこれをどう考えるかというと、『進行がんで死ぬ50%』は、『早期がんから進行がんになるまでの間に転移した。だから、進行がんになると死ぬ人の比率がぐんと高くなった』と考えます」

☺「つまり、その間に転移した人がたくさんいる、と考えるんですね？」

Dr「そう。ぼくも以前はそう考えていました。でも果たしてそうだろうか？　『進行がんの中で転移があって死ぬ50%のがん』というのは、実は『早期がんの中の転移があって死ぬ2%のがん』が、そのまま大きくなっていっただけじゃないか、と考え直した。進行がんの残り、転移がなくて治る50%も、同じようにさかのぼっていって、早期がんのうちのやはり2%だったのではないかと」

☺「胃がんで転移する人の数は、最初から変わらないという前提なんですね？」

Dr「そうです」

☺「では、早期がんのうち2%が『転移のある進行がん』になるがんで、もう2%が『転移のない進行がん』になるがんだとすると、残りの96%はいったいどういうがんなんですか？」

Dr「それは『転移もなくて、それ以上大きくもならないもの』だったんでしょう。でも、取ってしまったからわからない。がんとは言えないけど、これらも現状ではがんとして治療されているから『がんもどき』とでも呼びましょう。人数に換算すると、何人になる？」
☺「50人が2％に当たるのだから、50÷0.02で早期がん全体は２５００人ですよね」
Dr「そのうち『本物のがん』が50人、『偽物《にせもの》のがん』が50人だから……」
☺「あら？　なぜ『本物のがん』は50人だけなんですか？」
Dr「転移のない50人は進行がんと呼ばれる大きさになっても『偽物のがん』と考えます」
☺「なるほど、『がんは転移するものだ』と定義すればそうなるんですね」
☺「つまり、先生は『本物のがん』は転移があって命を奪うもの、『偽物のがん』は転移がなくて大きくはなるけれど命は奪わないもの、と考えるんですね。それで、残りの２４００人が、がんでないけどがん治療を受けることになる『がんもどき』と」
Dr「そうです。より早期発見すると、96％のこれらの『がんもどき』を発見することになります。『がんもどき』が増えてくるから、治らないがんの数は本当は変わらないのに、率としては治ったがんが増えたように見えてくるわけです」
☺「ということは、転移している比率がもともと決まっているとしたら、治療してもむだ、手術したり抗がん剤を使って転移をたたくことも意味はないわけですか？」
Dr「つきつめるとそうなります。胃がんでは、くじ引き試験(注)で、抗がん剤の効果は早期だろうと進行がんだろうと認められていないから、抗がん剤のことを除外してストレートに考えられます。乳がんの場合は、微小《びしょう》な転移がある人のうち、一定の割合の人には延命《えんめい》効果がありそうだから別です」

☺「そういう意味で、抗がん剤を正しく使わないとだめだと先生は言うんですね？」

Dr「そうです。まず、抗がん剤が効《き》く種類のがんかどうかで分けて考えないと」

注・くじ引き試験（ランダム化《か》比較試験）…くじを引くように無作為《むさくい》（ランダム）に患者さんをグループに分け、別々の治療法（片方を無《む》治療《ちりょう》とする場合も）を試して結果を比較する方法。

集団検診は『がんもどき』をたくさん治療してしまう？

Dr「日本では、胃がんと子宮《しきゅう》がんは早期発見の効果で死亡率が減っていると言われていますが、減っているのは率であって、胃がんや子宮がんで死ぬ人の数はあまり減っていない。

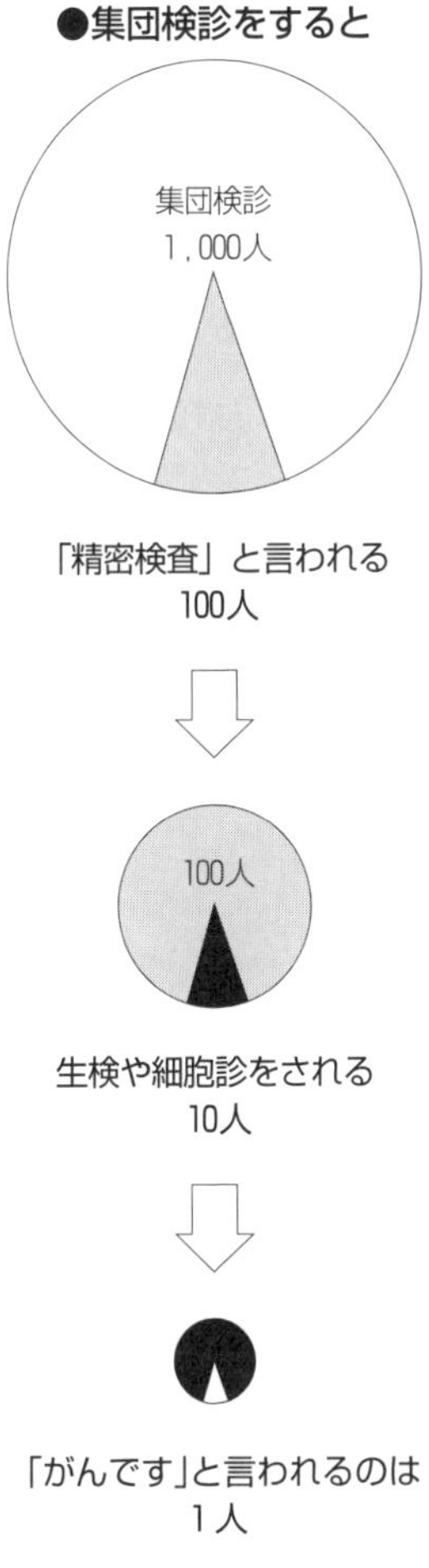
残る99人はがんノイローゼ？

『がんもどき』をたくさん見つけて治療すればするほど、本物のがんの比率は減ってくる。これが死亡数は減らずに率だけが減る理由です。

集団検診で見つかるがんというのは、だいたいが少しずつ大きくなってきて、そのうち見つかるがん。1年たってもあまり大きくならない『ゆっくり成長するがん』です。転移するかどうかもわからないゆっくりがんなら、ほっといてもかまわなかったかもしれないものを、早く見つけられたばかりに治療を受けて早くに痛い思いをするのでは、むだというより損《そん》です。

それに、集団検診では千人を検診して100人を精密検査して、結局、がんと診断されるのは1人。そして見つけたものも『がんもどき』かもしれないとなったら、千人分の時間とお金をむだに費《つい》やしていることになる。早期発見によって治るならともかく、胃がんでは『本物のがん』は相変わらず治癒率《ちゆりつ》はあがっていません。死亡数も変わりません。なのに100人も精密検査に回すから、がんノイローゼを増やしているだけ」

☺「それは先生独自の考えですか。医療関係者から反論はないんですか？」

Dr「いろんな学会で問題になって、賛否両論《さんぴりょうろん》、騒然《そうぜん》となったけれど、明確な反論はありません。ああいうふうに書かれると俺《おれ》たちの仕事がなくなる、無意味なことをしていることになるじゃないかという感情的な反発と、『がんもどき』かもしれないのにすでに手術して臓器《ぞうき》を取られた人が『損した』と言い出したら困るじゃないか、ということらしい。乳がんも治る率が高いということは、もともとがんでない人がいっぱい含まれているということでしょう」

「私たちの中で、具体的にどの人が『がんもどき』かわかるんですか？」

「残念ながら、今のところは区別できません。だから、病理《びょうり》検査でがんと診断されたら、患者さんが無治療・様《よう》子《す》見《み》を希望する場合以外は、ぼくも『がん』として治療しています」

「ということは、治療はやっぱり転移を想定して、それをたたくしかないわけですか？」

「そうです。たとえば、1期の乳がんはほっといても9割は死なないと言っても、残る1割のことを考えて、10割全員に抗がん剤治療をすることになる。患者さんのほうで断らない限り。ただ最近は、ぼくのところでも、抗がん剤を断る患者さんが増えています」

「『がんもどき』で治療されないためには、どうしたらいいんでしょう？」

「まず、症状がないのに集団検診や人間ドックに行かないこと。乳がんも他のがんも、自覚症状が出た時に自分で気づいて受診すればいいんです。症状があれば、本物のがんの可能性が高まるから」

「でも、自分で見つけられないような卵巣《らんそう》がんとかは？」

「そういうがんは医者も見つけられないし、仮に検診で見つかったとしても治すのがもともと難しい。肺がん、膵臓《すいぞう》がん、肝臓がんなどのいわゆる難治性《なんちせい》のがんは、集団検診がいくら増えても死亡数は減っていません」

3

転《てん》移《い》のメカニズム

転移するがん、しないがん、誰にもそれはわからない

Dr「乳がんの場合は、2センチまでのがん、つまり1期だと、すでに微小《びしょう》な転移がある率は20％、2期だと40％、3期になると60％という報告があります。これは大ざっぱな数字だし、報告されている文献によっても少し変わります」

☺「それは、1期とか2期とか診断された時点では、そのくらいリンパ節に転移しているということですね？」

Dr「そうです。手術して取ったリンパ節を調べて。でも、リンパ節に転移していたからと言っても、将来、必ず他の臓器《ぞうき》に転移が出てくるわけではありません。リンパ節に転移があると、傾向として転移しやすいがんだというにすぎません。だから、たとえば、1期でリンパ節転移のないAさんも、臓器に転移するかしないかわからない。3期でリンパ節転移があるBさんも、臓器に転移するかどうかわからない。そういう意味では、みんな同じ」

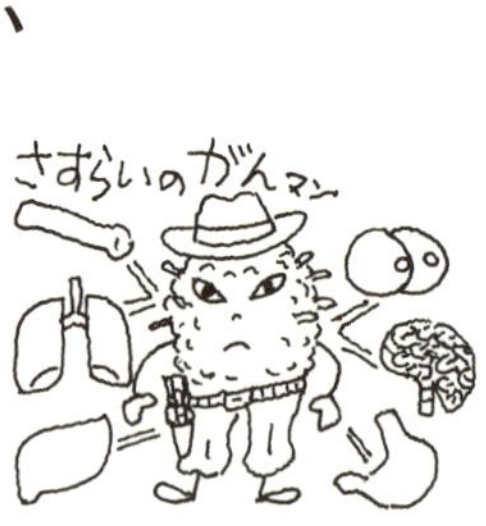

「『転移するかどうかわからない』って、最初にシコリを発見して治療する時ですね。医師も、わからないんですか？」

Dr「わかりません。わかるためには、あちこち検査して、すでに他の臓器に転移しているかどうかを調べるのですが、転移が仮にあったとしても、たいていは見つからないほど微小な転移だから、わからない。他の臓器に微小な転移があったことがわかるのは、皮肉なことに転移がんとして出てきた時」

「わぁやだ。がんっていう病気は、ここがいやなんですよね」

転移って、あとから起きるんじゃないの？

Dr「患者さんに『早期発見して手術したのに転移した。やっぱり温存手術のあとで、残ったがんが転移したんでしょうか』って聞かれると、ぼくも困るんです」

「えっ、先生、転移ってあとから起きるんじゃないんですか？」

Dr「そこが最大の誤解です。よく『転移する』とか『転移した』と言いますが、これはなんとなく『これから○○する』というイメージですよね。ところが、1期でも臓器転移《ぞうきてんい》がある人がいる。それが大きくなってくるわけで、転移は原発《げんぱつ》がんを発見した時から『ある』としか考えようがない。検査してもひっかからないような微小な転移があるわけです」

「そんな…。私は早く見つけたから転移するはずはないと思ってたわ。どうして1期でも『転移があるかも』と言えるんですか？」

Dr「じゃあ、それを説明しましょう。さっき、『1期と3期の差は確率の大小だから』と言いましたね。それぞれのグループで転移している人の割合が何%だったとしても、1人1人の患者さんにとっては、それは意味がないのではないかと言いたかったわけです」

「ええ。転移があるかないか、100%かゼロかどっちかですもんね」

Dr「では、この1期と3期の差はどこから来るのか？」

「見つけるのが早かった人と遅かった人とのちがいでしょ。遅く見つけた人は、その間にシコリが大きくなって、そこから転移もした。早く見つけた人は、まだ転移しないうちに見つけられた、ということじゃないんですか？」

Dr「伝統的な考え方では、今言われたように、1期から3期の間に転移が増えると考えます。だから早期発見すれば転移は少ないはずだ、もっと早期発見すればゼロになるはずだと。これは本当なのか？　ほぼ断言できますが、これは嘘《うそ》」

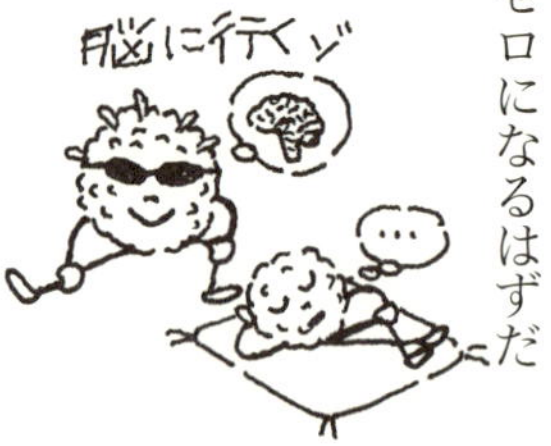

転移は原発《げんぱつ》がんが見つかるずっと前から『ある』

Dr「まず、転移がいつ起こるか、転移の誕生から考えてみましょう。たとえば、4センチのがんが見つかったとします。そして、転移したがんも同時に見つかって、それが2センチだったとします。区別するために、『原発がん』と『転移《てんい》がん』と呼ぶことにします。原発がんと転移がんが一緒に見つかるケースはまれですが、説明の便宜上、こうします。

では、この転移がんがいつ誕生したか計算してみると、原発がんが4センチになるには、それまでに36回分裂（36ダブリング）しています。2センチの転移がんのほうは、33ダブリング。その差は3ダブリング。つまり、原発がんが3回分裂した時に、がんが飛んだ、転移がんが生まれたことになります。その時の細胞の数はいくつ？」

☺「3ダブリングだから3回かけて、2×2×2で8個？」

Dr「そう。原発がんがたった8個の時に、がんが転移したことになります」

●転移はいつ誕生したか？　原発がんが数ミリの時…

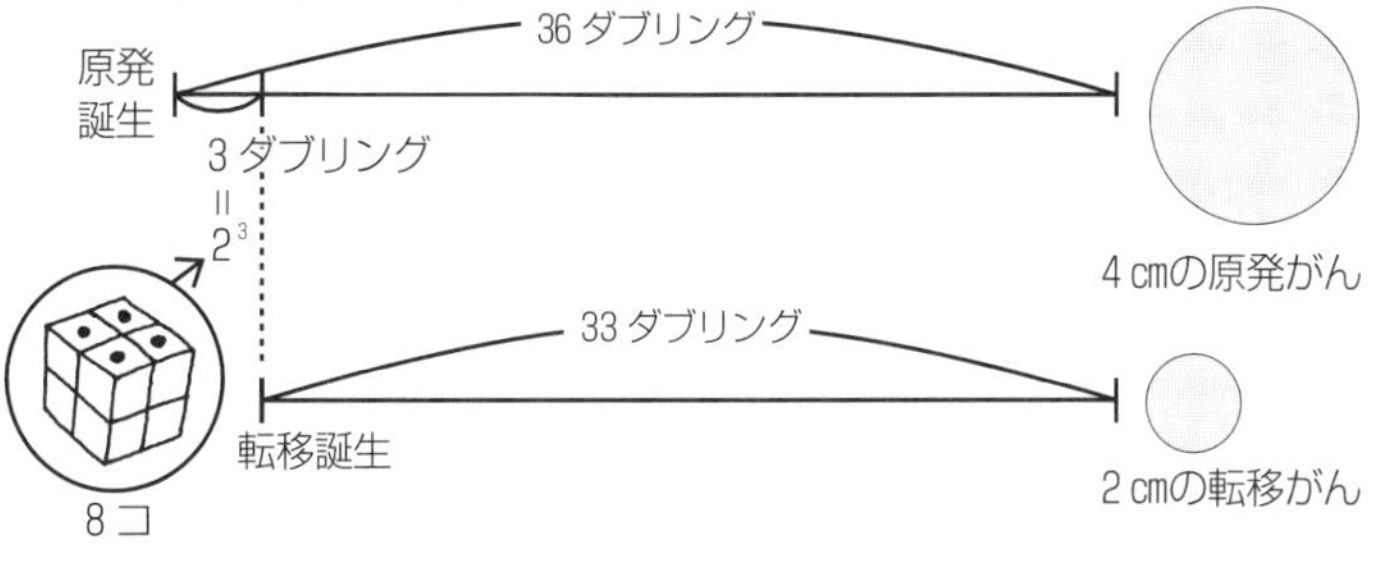

☺「……」(一同しばし沈黙)

Dr「がん細胞の直径は約10ミクロンだから、8個のがん細胞は0.02ミリ」

☺「0.02ミリ!。そうすると、がんを人間にたとえると、原発《げんぱつ》がんが見つかったのが72歳とすると、転移したのはなんと6歳の時ということになるんですか?」

Dr「そうです」

☺「でも、これは例外的なんでしょう? だって、さっき一緒に見つかるのは例外的だと言ったじゃないですか」

Dr「一緒に見つかるのは例外的でも、手術後すぐに転移が出てくる人は多い。それは、手術前には相当な大きさまで育っていたということです。

もう1例。たとえば、原発がんが2センチで、リンパ節を取って顕微鏡《けんびきょう》で見て、転移があると初めてわかったとします。一般に顕微鏡で見て転移としてわかるには、100ミクロン(0.1ミリ)くらいにならないと。100ミクロンというのは、10ダブリングした大きさ。2センチは33ダブリング。その差は、23ダブリング。原発がんが23ダブリングした時に、リンパ節にがんが転移したことになる。

●転移はいつ誕生したか？　原発がんが数ミリの時…

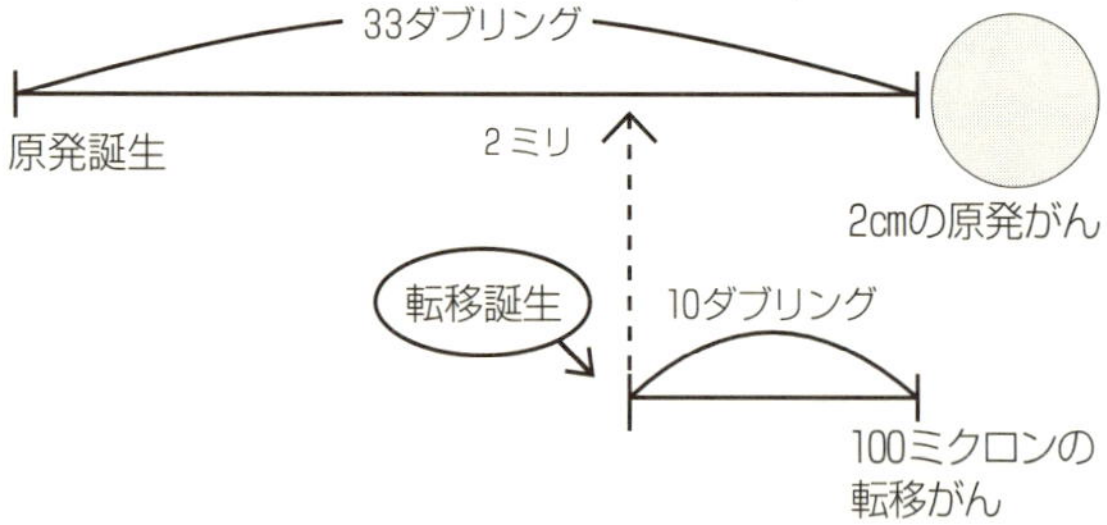

23ダブリングというのはどのくらい？」

☺「2ミリくらい？」

Dr「そう。原発がんが約2ミリの時にリンパ節に転移した。しかし、2ミリの大きさのがんは発見不可能。つまり、早期発見できる大きさになる前に、がんは転移しています」

☺「理屈《りくつ》では反論しようがないけど、感情的には納得できません。例外はないんですか？」

Dr「例外はないと考えていい。絶対的な証拠はないですが。いや、こういうのがあります。

乳房の中のシコリが大きくなるのをたまに観察できる人がいます。何センチになるのに何年かかったかがわかるから、1個のがんがいつ誕生したか計算できることがあります。また残念ながら肺転移《はいてんい》が出てきて、転移のほうも観察できることがある。両方を比較すると、成長スピードはほぼ同じでした（下図参照）。そこから計算すると、『原発がんの大きさが1ミリ以下の時に

●乳がんの成長と転移がんの成長

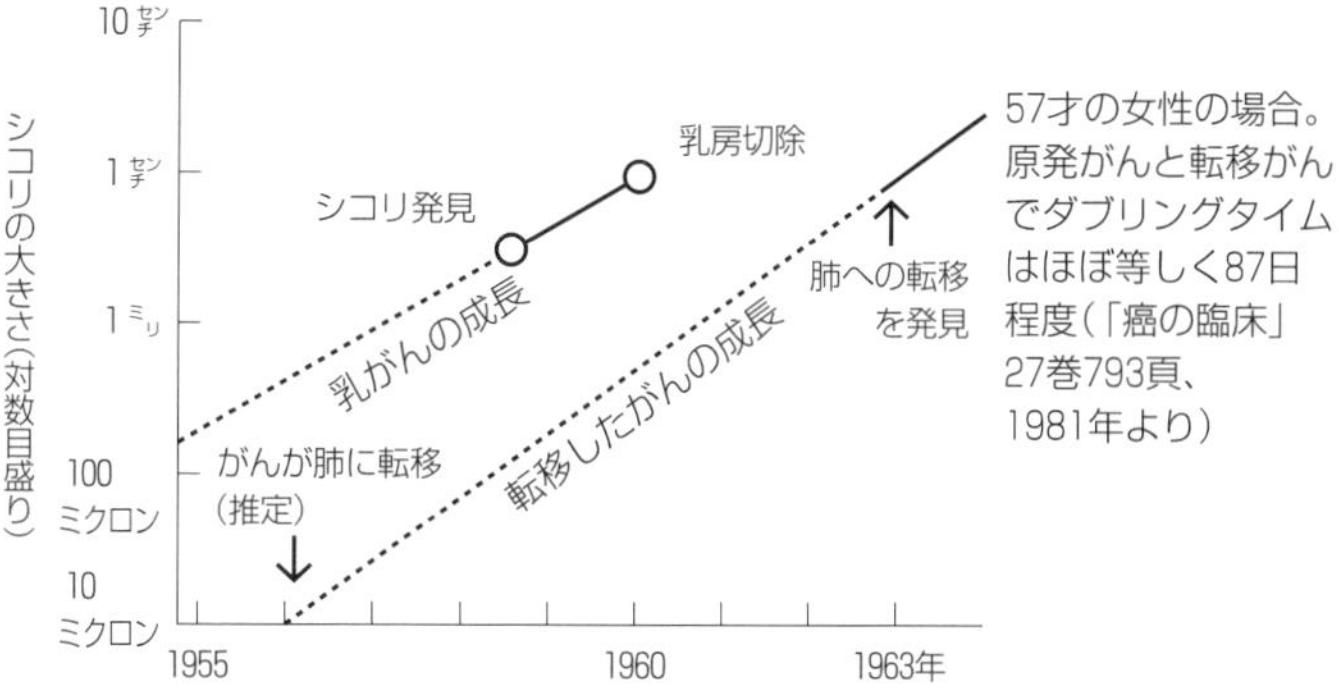

57才の女性の場合。原発がんと転移がんでダブリングタイムはほぼ等しく87日程度（「癌の臨床」27巻793頁、1981年より）

転移が起きている』ことになります。だから、『今転移があるがんは、早期発見したとしても転移がある』というのは確実です。一方、今転移のないものが、ほっといて転移が増えるかということは、理屈で考えるしかありません」

ほっといても転移しないものは転移しないんだ

Dr「では、今度は『今、転移がないがん』をほっといたら転移するでしょうか？」

☺「ほっといたら転移して手遅れになる、というのが一般的な考え方ですよ」

Dr「ぼくは転移しないいんじゃないかと思います。原発がん自体は大きくなるとしてもね。ほっといたらどうなるかなんて実験はできません。2つの群に分けて『はい、こちらの群の人は、ほっといて転移が出るかどうかみましょう』とは言えないでしょう？　でも、欧米のくじ引き試験で参考になるデータがあります。乳房を全部切除した場合にも、乳房のあった胸壁《きょうへき》に再発することがありますが、そういう再発がいくら増えても、他の臓器への転移は増えなかった」

☺「元のところに再発する人が増えても、他の臓器《ぞうき》への転移は増えてないっていうのは、言葉をかえると、その2つは関連していない。別々に起きるってことですか？」

Dr「そうです。もっと参考になるのは、アメリカでの乳房温存療法に関するくじ引き試験の結果です。『乳房の部分切除をした場合（つまり、くりぬきだけ）』と『くりぬきして放射線をかけた場合』を比べてみたら、9年間で、乳房への再発は、『くりぬきだけ』だと43％、もう1つの『くりぬき＋放射線治療』は12％でした。ところが、これほど乳房への再発が増えても、結果的には、他の臓器への転移は増えなかったんです」

☺「じゃあ、生存率は変わっていないんですね？」

Dr「そう。ここで考えてみてください。ほっといて大きくなったのと、手術で取り残したがんが大きくなって再発した場合とを比べてみると、現象的には似ているでしょう？」

☺「そうですね。どちらも、そこにもともとあったがんが大きくなってくる場合だから」

Dr「そこから推測すると、がんをほっといて乳房に再発してきても、他の臓器への転移は増えない、という理屈になります」

☺「仮に乳房に微小《びしょう》ながんを取り残したとしても、それが原因で転移するわけではない。もし、他の臓器に転移するとしても、乳房に残ったのが飛んだのではない。つまり、温存したからといって、他の臓器へ転移しやすくなるわけじゃないってことですね？」

Dr「そうそう。これで、転移は切除したか温存したかに関係ないことが再確認できましたね。一般に、乳房への再発と、他の臓器への転移のどちらも一緒くたにして『再発』と呼ぶから、『再発』と聞いただけで、命取りになると思ってドキッとしてしまうけど、皆さんは区別できますね？」

再発と転移のちがい

Dr「『再発』というのは、狭い意味では、温存療法後に乳房に出た場合のように、手術や放射線をしたところに、またがんができた場合(局所再発《きょくしょさいはつ》)のこと。広い意味では、他の臓器にがんが飛んだ場合(遠隔転移《えんかくてんい》)も含めます」

☺「単に『再発』と言っただけではどちらか区別できないから、患者にとっては、いよいよ混乱する元なんですね？」

Dr「そうです。乳がんの場合、『再発したけど助かった』という場合は、ほぼ乳房の局所再発だけ。『再発して亡くなった』というのは、たいてい他の臓器へ遠隔転移したか、あるいは局所再発と転移が両方出た場合です」

☺「乳房だけに再発した場合は、手術すれば治《なお》るんですね？」

Dr「治ります。それを知っているから、さっきのアメリカのデータを見ても皆さんあまりショックじゃないでしょ？」

☺「先生のところの患者さんで、2回乳房に再発して、合計3回も温存した人がいるそうですね。その方たちも健在なんですね？」

Dr「健在です。2回も乳房に再発するのは、もともとそういう性質のがんだったわけです。でも、このごろは、乳房だけの再発なら大丈夫だと知っている人が増えてきて、そんなにあわてない。患者さん全体の医療知識のレベルがあがってきました」

「『乳房だけの再発は大丈夫』ということは、言いかえると…、ウーン、他の臓器への転移は大丈夫とは言えないということですね？」

Dr「残念ながらそうです。乳がんで亡くなるのは、ほとんどが他の臓器への転移、つまり遠隔転移によりますから」

「そして『転移はごく早いうちに起きている』ということなんですね？」

「シコリを見つける前に運命が決まっているなんて…」

Dr「つらいですね」

『いきなり大きくなるがん』は転移しやすい？

「でも、早くから運命が決まっているとしたら、1期と3期でどうして転移率に差が出るんですか？　リンパ節転移は1期だと20％、3期だと60％と言いましたよね」

Dr「ぼくはこう考えています。皆さんの経験でも、自分の胸にシコリを見つけた時に、それがずっと前からあったのに、不注意で気づかなかったのだとは思えないでしょう？」

「でも、ずいぶん大きくなるまで、気づかなかったという人もいますよ。ふつうは何センチから自分で感知《かんち》できるんですか？」

Dr「ふつう、気づくのは2センチを超えてから。2センチ未満で気づく人は少ない。まして1センチ未満は例外的。だから、『3期のがん』というのは、うっかりしていて大きくなるまで気づかなかったというよりは、気づいた時にはもう大きくなっていたようながん、いわば『いきなり大きくなるスピードの速いがん』だったんじゃないか。その反対に、『1期のがん』は、『ゆっくり大きくなるがん』なので、1期でいる期間も長いから、小さいうちに見つけられたと考えます」

☺「『なぜこんなになるまで気づかなかったのか』と言われて傷ついたという人がいましたけど、患者の怠慢《たいまん》だったわけではないんですね」

Dr「そうです。見つけるのが遅かったと悔《く》やむ人がよくいるけれど、自分の胸の異変に気づくまでの期間には、誰しもそんなに差はないと思う。中には、スピードの速いがんを1期のうちに見つける人もいるかもしれませんが、それは例外的だと思います」

☺「そう考えるほうが自然ですね」

Dr「がんには転移しやすいものとそうでないものがあって、転移しにくいものは、ゆっくり大きくなる傾向にある。『ゆっくり大きくなるがん』でも、転移しているものがあるかもしれないけれど、

● 3期のがんと1期のがんのちがい

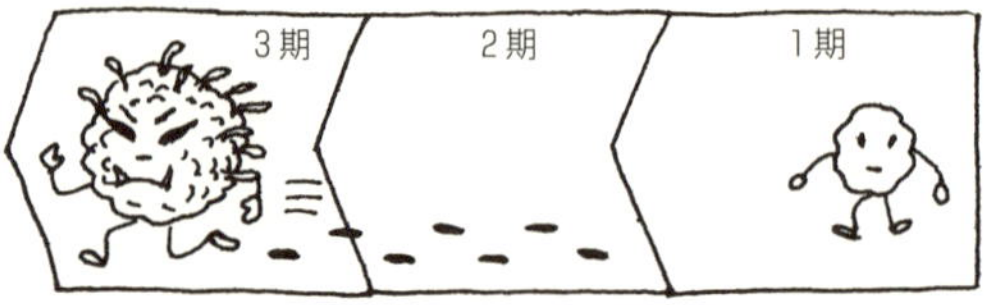

スピードの速いがんはあっという間に3期に

ゆっくりがんは1期でいる間も長いので、1期のうちに見つかる

一般的には、転移しにくいだろう。そう考えると説明がつきます」

☺「なるほど。『ゆっくり大きくなるがん』は、1期でいる間も長いから1期のうちに見つかって、転移しにくいから、リンパ節に転移がある率が20%と低いわけですね」

Dr「そう。『ゆっくり大きくなるがん』は、どちらかというと転移のない定住型」

☺「『いきなり大きくなるがん』は、たちまち3期になるから、見つかった時は3期。転移しやすいから、3期はリンパ節に転移がある率が60%と高い、こうなるんですね？」

Dr「そう。『いきなり大きくなるがん』は、どちらかというと転移しやすい放浪型」

☺「えっ、そうすると3期の人はみんな『転移しやすいがん』てことになっちゃうの？」

Dr「いや、3期でも転移がない人がいるのは確か。1期より比率は少ないですが。さっきのアメリカのデータのように、『どんなに乳房への再発が増えても、それによって他の臓器への転移は増えない』とすると、大きくなったり乳房に再発したりしても、『転移しないがんは転移しないんだ』ということになります」

☺「そうすると、3期のがんの人でも、転移しないがんの人はいるということですね？」

Dr「もちろん。逆に、『今転移しているがん』は、もっと早くに原発がんを見つけていたら、はたして転移しなかったんだろうか、と考えるとそうではない。なぜかというと、さっき見たように転移は早くから起きているわけですから。それで1期、2センチまでのがんでも、20%の人はリンパ節に転移があるわけです」

「じゃあ、くよくよ考えてみたってしょうがないですね」

Dr「そうなんです。それに、転移のメカニズムについての研究がさかんになって、そう簡単には転移が起きないことがわかってきました」

さすらいのがん細胞

Dr「転移のメカニズムを考えてみましょう。今までは、転移は機械的・物理的要因で起きると考えられていました。つまり、原発《げんぱつ》がんが大きくなると、内部の圧力が高まって、がん細胞がこぼれ落ちるのではないか、または血管の中に押し出されて、体の中を回ってどこかにひっかかって、そこに転移がんができるのではないか、原因は力学的なものだと。だから、原発がんが大きくなればなるほど転移が増えると思われていました」

「3期までほっとくと転移が増える、と言われたのはそのことですね？」

Dr「そう。ところが、そうではなくて、転移はもっと複雑な過程を経て成立することがわかってきました。原発がんの中に細胞がいっぱいあって、その近くを血管やリンパ管《かん》が通っている。がんは血管に入って転移するけど、リンパ管に入るものもあります。リンパ管に入ったがん細胞は、リンパ節にひっかからなければ血管に入る。これは前提として知っておいてください。さて、がんが転移するためには、まず原発がんから遊離《ゆうり》しなければい

●がんの転移のメカニズム

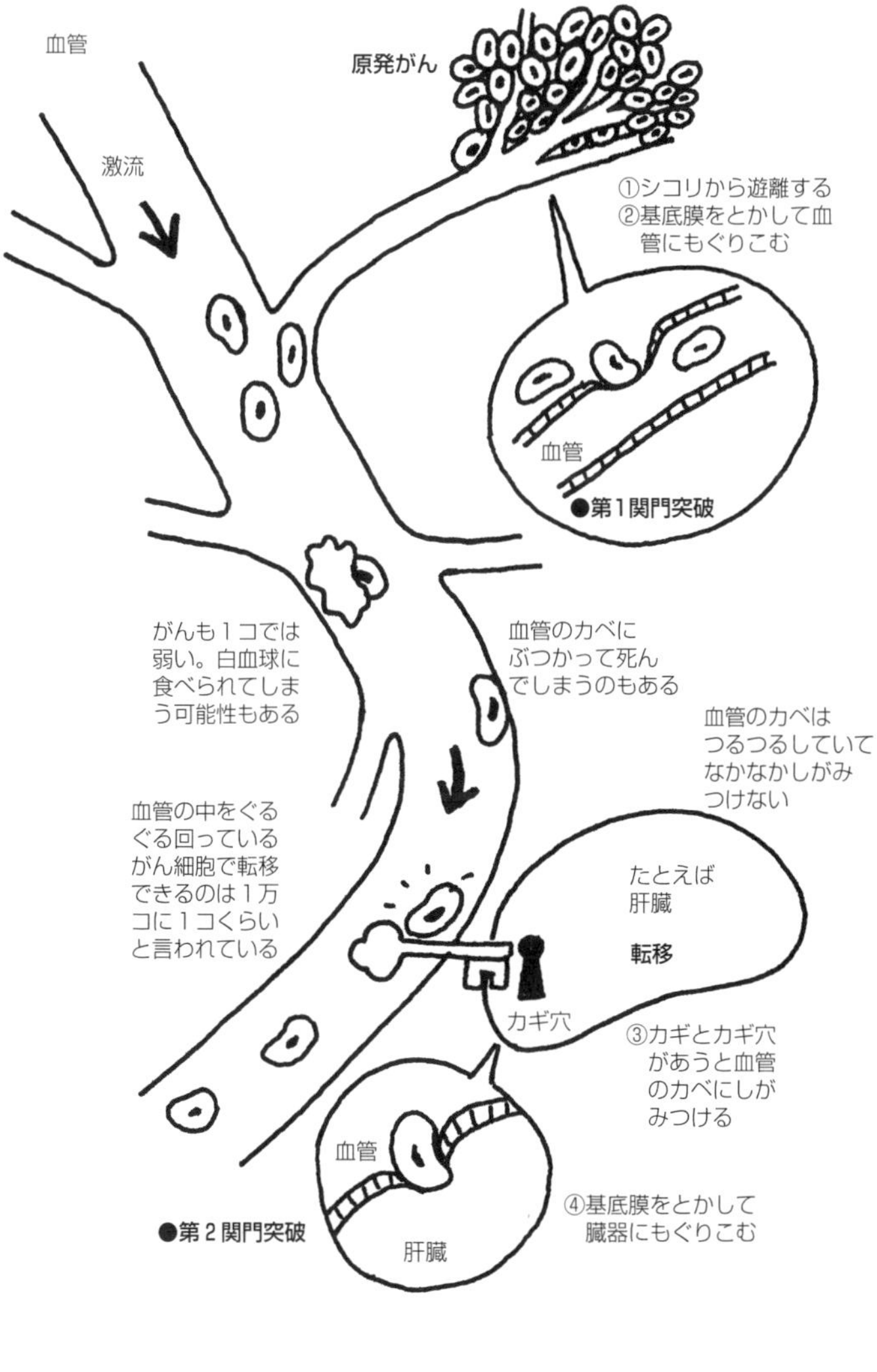
血管
原発がん
激流
①シコリから遊離する
②基底膜をとかして血管にもぐりこむ
血管
●第１関門突破
がんも１コでは弱い。白血球に食べられてしまう可能性もある
血管のカベにぶつかって死んでしまうのもある
血管のカベはつるつるしていてなかなかしがみつけない
血管の中をぐるぐる回っているがん細胞で転移できるのは１万コに１コくらいと言われている
たとえば肝臓
転移
カギ穴
③カギとカギ穴があうと血管のカベにしがみつける
血管
④基底膜をとかして臓器にもぐりこむ
●第２関門突破
肝臓

けません」

☺「当たり前じゃないですか」

Dr「当たり前だけれども、大変な作業です。細胞には、本来、かたまる性質がある。隣の細胞とくっついて、同じ場所にとどまっている性質。これがないと、皮膚なんかもバラバラになってしまう。そのための接着因子《せっちゃくいんし》がなくなって、統制《とうせい》がとれなくなってバラバラになり、そこから遊離するというだけでも、ひと仕事です。

遊離したあとは、血管（やリンパ管）の中にもぐりこむ。中をぐるぐる回って、次に、どこかの血管の壁にしがみつく。そうでないと、血液の流れに流されてしまい、血管壁《けっかんへき》にぶつかってつぶれてしまうものもあります」

☺「がん細胞も1人だとけっこう弱いんですね」

Dr「そう。がん患者の血液を調べると、がん細胞が見つかる場合が少なくありません。けれど血液中にあるからといって、転移が出るとは限らない。なぜかというと、標的になる臓器の血管壁にくっつけなかったりするわけです。血管の中を血液がざーっと流れている時に、どうして壁にくっつけるのか。謎めいています」

☺「じゃあ、一生、血管の中をぐるぐる回っているがん細胞もあるわけですか?」

Dr「多分そうです。仮にがん細胞が1万個回っているとして、そのうち1個くらいが転移がんになれるくらいだろうという計算があります。非常に効率が悪い」

☺「私たちからすれば、ラッキーですよ」

Dr「失礼しました。ところで、山あいの新興《しんこう》住宅地で護岸《ごがん》工事をすると、鹿《しか》なんかが落ちて、はいあがれないことがあります。血管壁もつるつるしているから、がん細胞も目的臓器にまで行っても取りつけない時がある。まあそれでもなんとか取りつく」

☺「なんとかって、どうやって？」

Dr「それはあとで説明します。とりあえず、血管の内壁に取りついたとする。次は壁の中に入りこまなくてはいけない。それでようやく大きくなる前提が整う。こうして結局、2度、血管壁を突破しなくちゃならないわけです」

基《き》底《てい》膜《まく》を溶《と》かす能力がないと転移できない

Dr「血管壁の一番外側には基底膜があります。ホースの外側がさらにコーティングされて守られているみたいなもので、どの臓器もこの基底膜で守られている。つまり、臓器と臓器の間は、この基底膜で区切られているから、突破《とっぱ》するには…」

☺「その基底膜をこわせないといけないわけですね？」

Dr「そう。血管壁に取りついただけではまだ、もぐりこめない。さあいらっしゃいと入り口があくわけではないから、入り口自体をがん細胞がつくらなければならない。乳房には主な乳管《にゅうかん》は十数本あって、ホースみたいに、その中をお乳が通るわけですが（この乳管の中にできるがんを『乳管内《にゅうかんない》がん』という）、乳管の壁の一番外側には、やはり基底膜があるので、この基底膜をこわす能力をがんが持っていないと、浸潤《しんじゅん》は起きません」

☺「『浸潤』というのは、がん細胞がパラパラと別の組織にもぐりこむことですね？」

Dr「そう。浸潤が起きないと転移は起きない。浸潤が転移の基礎です。それで、乳管内にとどまっている乳管内がんを『非浸潤《ひしんじゅん》がん』ともいいます」

☺「浸潤しているとか、してないとかで、タチがいいとかタチが悪いとかいうのは、そういう意味なんですね？」

Dr「そう。浸潤してないというのは、まだ第1関門《かんもん》（基底膜）を突破していない状態です」

☺「基底膜をこわす能力というのは、物理的なものじゃなくて？」

Dr「そうです。一種の酵素《こうそ》で、生化学的《せいかがくてき》な変化でこわすことがわかってきました。こわすというより溶《と》かす」

☺「じゃあ、乳房をもむとがんが転移するなんてことは？」

Dr「ナンセンスな話。もんでも酵素がつくられるわけじゃないですから。仮に、もまれて第1関門を突破できることがあるとしても、しがみつくほうの臓器はもまれていないから、第2関門を突破できません」

鍵《かぎ》と鍵《かぎ》穴《あな》が合わないと転移できない

「その臓器の血管壁《けっかんへき》にしがみつけるのは謎だとさっき言いましたよね」

Dr「そう。だんだんわかってきたことは、どうもがん細胞の膜《まく》には鍵があって、臓器の血管壁には鍵穴（レセプター）がある。鍵と鍵穴がぴったり合った時に、初めてくっつけるらしい。しかも、肺の鍵穴と肝臓の鍵穴はちがうというように、臓器によってこの鍵穴はちがうらしい」

「すると、そのがんが持っている鍵がその臓器の血管壁の鍵穴にぴったり合った時に、そこにひっかかって取りつけるんですね？」

Dr「そう。ただし、鍵はぶら下がるためだけですから、溶《と》かす能力も持っていないと。

　まとめてみるとこうなります。まず、がん細胞が第1関門の基底膜を突破して血管の中に飛び出る。白血球のタックルをかわしながら、壁に激突しないようにすいすいとすりぬける。自分の持っている鍵に合う臓器についたら、鍵をさしこんでしがみついて、第2関門の基底膜を突破する。それでタッチダウン！」

「なかなか複雑なんですね。そう聞くとほっとします」

「臓器が持っている鍵穴というのは、万人《ばんにん》に共通なんですか？」

Dr「そこまでは調べられていません。でも、がんの種類によってどの臓器に取りつきやすいかとか（臓器特異性《ぞうきとくいせい》）、どんな酵素を出してがんが遊離《ゆうり》したり、くっついたりするのかという研究は進んでいます」

☺「たとえば、臓器の鍵穴が肝臓はこれとか、肺はこれとか万人に共通でわかっているとしたら、血液中のがん細胞をひろって調べて、この人の場合は肺に転移しやすいとかが、わかるようになるかもしれないんですか？」

Dr「そうですね。それは研究中です」

原発《げんぱつ》なき転移《てんい》

☺「がん細胞がどんどん血管に流れ出してしまったら、元のがんはどうなるんですか？」

Dr「ぼくも昔、そんな疑問を持ちました。『原発なき転移』というのがあります。転移があって亡《な》くなった患者さんを解剖して調べても、原発らしき病巣《びょうそう》が見つからないことがある。腋《わき》の下のリンパ節に転移があって、乳房の中に原発がんが見つからないという人もいます。その理由を考えてみると、転移能力のあるがん細胞があって、それが生まれた瞬間に転移する。そして転移したところにだけがんが残って、原発のほうは消えてしまうから見つからない。そういうことかもしれません」

☺「不思議なことがあるんですね」

☺「がん細胞が、血管の中に入って運ばれていくという説じゃない医師もいますか？」

Dr「そう考える医者はもうほとんどいません。ただ、胃や膵臓《すいぞう》にあったがんが腹膜《ふくまく》にこぼれて、がん性腹膜炎《せいふくまくえん》を起こしたり、ゴホンと咳《せき》をしたら肺がんが肺の中にこぼれて、肺の中を咳と一緒に移動するように、機械的に転移する場合もありますが、だいたいは、血管あるいはリンパ管を通って遠いところに運ばれていきます」

☺「私が『血管の中を通っていくんですよね』と、ある医師に言ったら『ぼくはそういう考え方をしてません』と言われましたが…」

Dr「その医者は血管でなくて、リンパ管のほうを強調したのでしょう。リンパ管の流れは一方通行で、体の中心のほうへ流れていって、最後は、くびにある静脈に入るから、結局、リンパ管を通ったがん細胞も血管に入って全身に広がります。

　昔は今のようなメカニズムがわかっていなかったから、妙なことを考えていました。ハルステッド手術を始めたハルステッド教授は、がん細胞が皮下をはっていくと考えた。そして目的の臓器の真上につくと、直角に曲がってすっと入ると」

☺「アハハハ」（一同爆笑）

Dr「だから、彼は転移を減らすには、あの、乳房と大胸筋《だいきょうきん》を切除するハルステッド手術より、もっと大きく取ったほうがいいと考えていた。だけど、当時としては技術的にあのくらいしか取れなかったから、ああいう手術になったのです」

☺「でも、ハルステッドの弁護をするわけじゃありませんけど、当時は放射線も抗がん剤もなかったから、微小《びしょう》ながんがたたけなくて、乳房と胸の筋肉を取る外科手術しか方法がなかったんじゃないですか？」

Dr「確かに今とは状況がちがいますね。ハルステッド教授は、当時としては革新的な医者だったので、もし今彼が生きていたら、率先して乳房温存療法に取り組んだはずだと言っている人もいます」

転移能力は遺伝子《いでんし》が決めている？

☺「遊離《ゆうり》する性質とか、鍵《かぎ》とか、血管突破能力とか、もろもろの転移能力というのはどうやって決まるんですか？」

Dr「おそらく遺伝子によって規定されています。遺伝子に異常が起きて何らかの物質をつくったりつくらなくなったりして。もし遺伝子異常（遺伝子の傷）だとすると、遺伝子異常を持ったがん細胞が分裂してできる細胞は、すべて同じ遺伝子異常を持っている。その細胞に転移能力があるとしたら、あとからできる細胞にも転移能力があるわけだし、その細胞の元になった親の細胞にも転移能力があるということになります」

☺「すると、がん細胞が最初の1個の時から、転移能力があることになるんですか？」

Dr「理論的にはそうなります。でも、1個の時には、さすがに転移しないのかもしれない。原発《げんぱつ》がんがどのくらいの大きさになった時に転移したか、乳がんで統計的に調べたものがありますが、ある程度大きくなると転移が起きています。といっても、原発がんが見つけられる大きさになるよりもずぅーっと前」

☺「どうして最初からではないんですか？」

Dr「がんも、ある程度大きくなって新しい血管をつくってからでないと、血管にもぐりこめないのか。あるいは何回か分裂をくり返しているうちに、あるものは転移能力を持ち、よりタチの悪いがんになるのか」

☺「先生はどっちだと考えるんですか？」

Dr「どっちもあると思います。分裂をくり返しているうちに、初めて転移能力を獲得するがんもあるかもしれない。どちらにしても、原発がんが目に見える大きさになって、初めて転移能力を持つとは考えにくい。転移したものは、ずっと前に転移している。だから、

●乳がんの転移時期

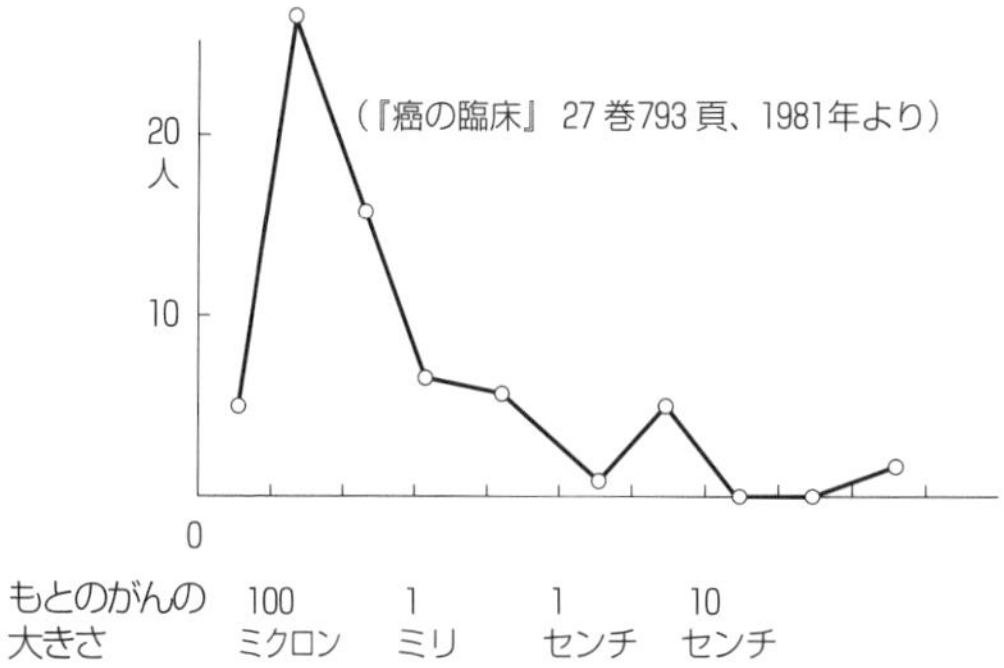

◀乳房切除したアメリカの乳がん患者さん66名について、原発がんと転移がんの両方を観察して、転移が起きた時期を計算しためずらしいデータ。

温存手術をして、微小《びしょう》ながんを乳房に取り残したとしても、そのあとで他の臓器に転移するとは考えにくい。がん遺伝子《いでんし》の研究をしている研究者はたくさんいるのに、彼らはなぜかそういうことを言わないんです」

☺「同じ1個の細胞からどんどん分裂していったのだから、どの細胞も同じ性質、同じ遺伝子のはずじゃなかったんですか？　どうして途中から転移能力を持つんですか？」

Dr「1センチの中には10億個からのがん細胞があります。そのがん細胞は、同じ1つの細胞が分裂して増えたものだけど、最終的には、少しずつ性格のちがうがん細胞ができているのではないか、と考えるわけです」

☺「同じがん一家なのに？」

Dr「それは、きちんと最初の1個のがん細胞の遺伝子がコピーされたんじゃなくて、分裂中に遺伝子が突然変異して、同じ原発がんの細胞の中でも、ホルモン感受性の高いものと低いものというように、バラバラな性格のものができるからです」

遺伝子《いでんし》を調べれば治療に応用できるか？

☺「がんを起こしやすい遺伝子とか、抑制《よくせい》する遺伝子とかいう話は聞いたことがありますが、転移を起こしやすい遺伝子というのがあるのでしょうか？」

Dr「その遺伝子が欠けると転移しやすい、という遺伝子があります。でも、その遺伝子がないからといって、100％転移しているわけではないから、治療には役に立ちません。

たとえば、その遺伝子がないと転移している率が70％、逆に、その遺伝子があると転移している率が20％だったとします。これでは、どちらも100％の確実な予想とはなっていません。仮に100％確実に予想できて、もし、その遺伝子があると転移している率が0％となるようだったら、遺伝子を調べて、その遺伝子のある患者さんには抗がん剤治療をしない、というように使えますが、可能性が20％あるとすると、やっぱり抗がん剤治療をしておこうか、ということになりがちです。

今のところ、その遺伝子が欠けていると、あるがんの転移を100

●がんを抑制する遺伝子があっても

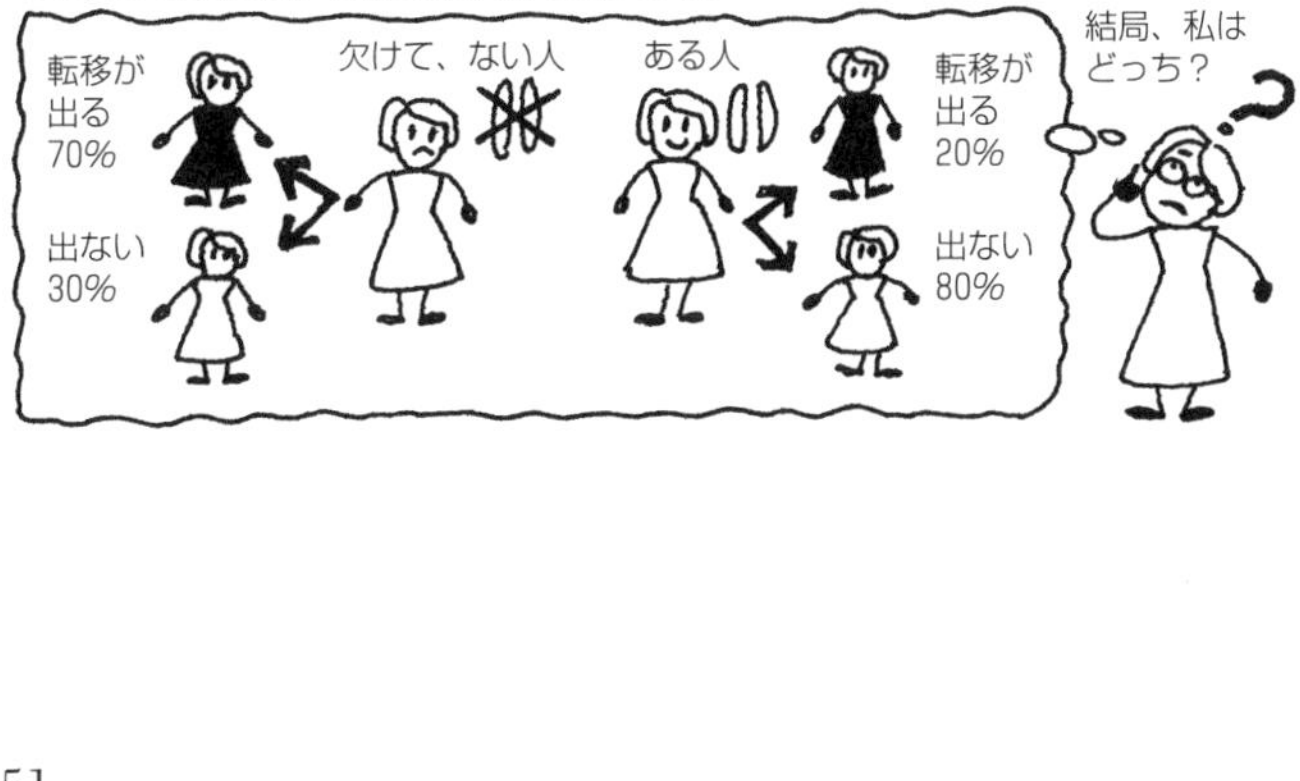

転移が出る70%
出ない30%
欠けて、ない人
ある人
転移が出る20%
出ない80%
結局、私はどっち？

%引き起こすというような遺伝子は発見されていないし、逆もまたありません。実際には、別の遺伝子も関係しているかもしれない。1つのがんに複数の遺伝子が関係している可能性が高い」

☺「そう聞くとがっかりしますけど、100%でないと、治療には応用できないんですね」

☺「私は、あれだけ抗がん剤をしっかりやったんだから、転移はたたけたと思いたいわ」

☺「私は、1個でも転移能力の高いがん細胞が残ってしまったらと思うと、心配で…」

Dr「そうですね。でもがんが残るといっても、微小《びしょう》なので、転移がんにまで発展しないかもしれません。予測のつかないことを心配してみても仕方がない」

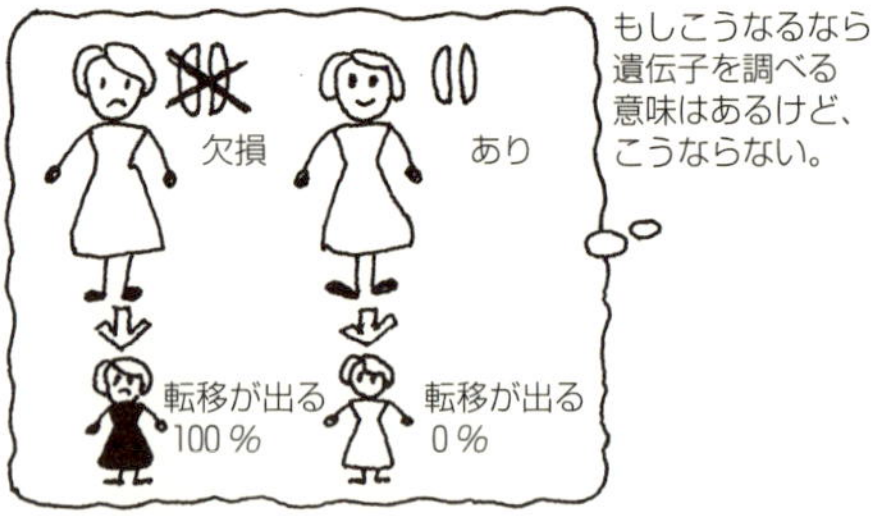

☺「私は、がん細胞はめちゃくちゃ体の中を動き回って、どこに転移が出てくるかわからないと思っていました」

Dr「そうではないとわかっただけでも落ち着いたでしょ。転移の過程はかなり複雑だということもわかった。原発《げんぱつ》がんは手術と放射線で治療して、仮にそれらが効《き》かなくて生き残ったがんが乳房に再発しても、他の臓器《ぞうき》に転移してなければ、また温存するか、今度は切除するかすればいいわけです。

　こんなことを言っていた人もいます。『私は3期だったので、3人に1人は転移が出るくらいリスクが高いですよね。でも私は、その3人のうちの1人にはならないと決めましたから、もう気にしていません』って。この人のように、医者から生存率何%とか、何とか率と言われたら、フンフンと一応は聞くけど、『そんなのは医者側の論理であって、私には関係ないわ』って開き直るのが、懸命《けんめい》な生き方だとぼくも思います」

☺「1期であろうと3期であろうと転移するものはする、転移しないものはしない、そしてそのがんが転移するものかどうかわからないんだったら、心配してもしょうがないってことですね」

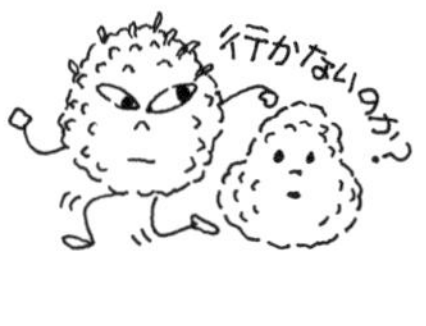

4 抗がん剤のメカニズム

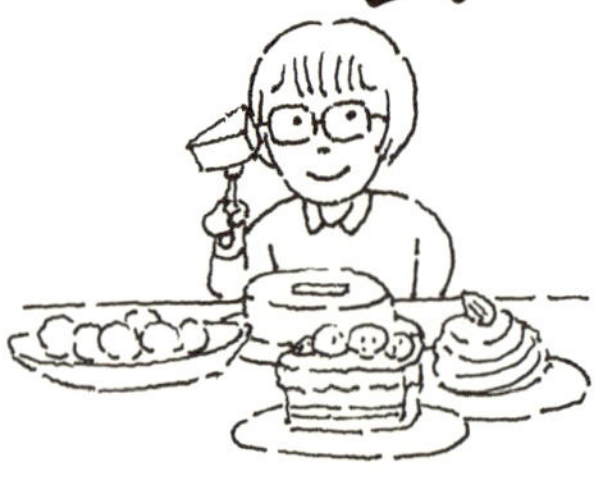

微小《びしょう》な転移をたたけるのは抗がん剤だけ

Dr「皆さん、抗がん剤はいかがでしたか？」

☺「私の場合は注射して3日間は苦しくて苦しくて。でも苦しいのは3日だけだから辛抱《しんぼう》しようと思いました。3日たつと、けろっとして急に食べられるようになりました」

☺「私はひと晩たてば楽になる、早く朝が来ないか、ひたすら時が過ぎるのを待ったわ」

☺「私は口の中に違和感《いわかん》があって、味覚《みかく》が変わりました。4サイクルの点滴《てんてき》後は、これだけがんばれたんだ、もう体調は上向きのはずだと思ったせいか、食欲も戻ったし髪の毛も生えてきました」（注・1サイクルは2回分の注射）

☺「私は最後はヤッターと両手をあげて叫びたいと思ったくらい。やれるだけのことはやったという感じ。かつらも用意したけど、新しいショートのセシル・カットが気に入ったので、帽子やスカーフ程度でまにあいました」

「私は自動販売機の缶《かん》飲料を見たり、テレビで点滴のシーンを見るだけで気分が悪くなったわ。治療後まだ1年たってないので、病院のことを考えたり、その時期に食べた物を見るだけで気持ちが悪くなったりするんです。そういう精神的な影響は残りますね」

「抗がん剤以外に、転移をたたくことができるものはないんですか？」

Dr「ありません。全身に散っているかもしれない微小な転移をたたけるのは、今のところ抗がん剤だけです。ただ乳がんや前立腺《ぜんりつせん》がんの場合には、ホルモン療法もあります」

「がんだけを見つけてやっつけてくれる抗がん剤は、ないんですか？」

Dr「残念ながら、これもありません。がんはもともと異邦人《いほうじん》ではなく、身内《みうち》の造反者《ぞうはんしゃ》。正常細胞の遺伝子《いでんし》に傷がついて、その傷がたまってがん細胞になったのだから、本来正常細胞と同じ性質を持っています。だから、がんだけをたたくというのには、どうしても無理がある。副作用はなぜ出るかというと、正常細胞もたたくから。正常細胞が死んだり弱ったりして出るのが副作用です」

「私は、髪の毛がぬけたり、爪《つめ》が黄色くなるのを体験して、ああこんなところまで抗がん剤がしみてきているんだな、爪のところにも、髪のところにも来ているんだなと思ったら、急にこわくなりました。でも、考えてみると、他の薬もそうなんですよね」

「えっ、そうなの？　私は、胃の薬だったら、胃のところにいって効《き》く。頭痛薬《ずつうやく》だったら、頭のところにいって効くんだと思ってましたよ」

Dr「エーッ！　患者さんはその程度の知識で治療を受けていると医者も心得てなきゃいかんなぁ。抗がん剤は、点滴《てんてき》や注射で何回かに分けてやりますが、抗がん剤が効《き》くのは、圧倒的に1回目。1回目の抗がん剤を弱くしたためにがん細胞がいっぱい残ってしまうと、次の回が不利になります。2回目の時には、抗がん剤が効きにくいがん細胞が残っているわけですから。一方、正常細胞には回を追うごとに毒性が蓄積《ちくせき》していき、ボディーブローのように、回を増すごとに苦しくなる」

☺「確かに回を増すごとに苦しくなりますね。私は1サイクル目は思ったほどは苦しくなかったけれど、4サイクル目は苦しかった」

☺「乳がんでは、抗がん剤の注射は毎日はしないんですね？」

Dr「そう。抗がん剤は1ヶ月に2回、あるいは3週間に1回というように注射をくり返していきます（これを1サイクルという）。間隔《かんかく》をあける理由は、正常細胞に回復する時間を与えるため。間をあけないと、正常細胞が回復できなくて、体全体がまいってしまいます。第2の理由は、がん細胞は一定のスピードで分裂すると説明しましたが、いっせいに分裂するのではなくて、眠っているのもある。がんが起きていてちょうど分裂している時に抗がん剤が一番効くから、時期を変えれば、起きてきて分裂していればたたけるだろうという期待もあるわけです」

☺「じゃあ、注射や点滴でなくて、『飲む抗がん剤』（経口《けいこう》抗がん剤）を毎日飲むように処方されている患者の場合はどうなんですか？」

Dr「作用が注射に比べて弱いといっても、毒性は毎日蓄積するから、正常細胞もだらだらと死ぬ。徐々にダメージを受けて、徐々に命を縮《ちぢ》めている可能性があります」

☺「真綿《まわた》で首をしめるように…ですか？」（一同ざわつく）

副作用が強いほど効《き》いているって本当？

☺「私の知り合いの医師は、『副作用がひどい時は、抗がん剤が効いているんだよ』と言って励《はげ》ましてくれましたけど」

Dr「それは多分本当です。薬というのは、副作用があるくらい強いからこそ効くのであって、副作用がなければ主作用もありません。また、副作用の多い少ないは肥満度にもよります。抗がん剤は脂肪に溶《と》ける性質のものが多いので、肥満していると吸収されてしまい、副作用が出ません」

☺「えーっ、どういう意味なんですかぁ？」（一同）

Dr「一定量の抗がん剤を点滴・注射しても、人によって、血中濃度《けっちゅうのうど》はバラバラになります。『飲む抗がん剤』の場合は、胃を通って腸から吸収されるから、吸収度が人によって体調によって、バラつきがあるのは当然です。点滴・注射では、直接血液にどっと入れるからバラつきがないはずなのに、人によって血中濃度《けっちゅうのうど》がバラつくのはなぜか。代謝《たいしゃ》が個人によってちがうから。あるいは細胞(とくに脂肪細胞《しぼうさいぼう》)に取りこまれるからなんです」

☺「血中濃度が高い人は、抗がん剤が効くということですね?」

Dr「悪性《あくせい》リンパ腫《しゅ》のぼくの治療データでは、肥満している人のほうが発熱などの副作用が少なくて治癒率《ちゆりつ》も低い。体型がスマートなほうが有利。おそらく乳がんの場合もそうでしょう。とはいえ、抗がん剤を使えば効く場合に、それが肥満していると、100効くのが80になる程度」

☺「逆に太っていたほうが、副作用が少なくて苦しくないんじゃありませんか?」

Dr「そういう傾向はあります」

☺「じゃあ、抗がん剤治療する前にダイエットしたら、もっと効くんですか?」

Dr「その可能性はありますが、程度問題。転移が出てきて食事療法を始めて極端《きょくたん》にやせた人の場合、がんの進行が速いような気がします。極端にやせると、がんに対する抵抗力が落ちるらしい」

☺「抗がん剤の量は体重によって決めますよね?」

Dr「体重だけじゃなくて、身長と体重で体表面積を出して決めています。人間の腎臓《じんぞう》や肝《かん》臓《ぞう》の機能は、心臓から出ていく血液の量(=心拍出量《しんぱくしゅつりょう》)に比例していて、それはまた体表面積に比例すると考えられています。それで一般的に、抗がん剤の量は体表面積で決めます。

そうやって量を決めても、血中濃度はバラつくんです」

「血中濃度を測って量を調整したら、もっと効果的ではありませんか？」

Dr「一部の抗がん剤では、そうしている場合もあります。ただ、大部分の抗がん剤ではできないし、していません」

副作用は警告《けいこく》アラームだから、消すとかえって危険

「それにしても、あの副作用はなんとかならないんですか？」

Dr「副作用は『これ以上やれない』という警告アラームと考えたほうがいいんです」

「あら？　だって、副作用が出てるということは、効いているということだと言いましたよね。だとすると、患者としては、もっとがんばって受けなきゃと思いますよ」

Dr「そういっても、がまんの限界がある。強いほうが効くといっても、体がまいったり死んだりしては、何にもなりません」

「副作用を消す薬はないんですか？」

Dr「それが危ない。副作用を人為的《じんいてき》に消すとどうなるか。たとえば、夢の新薬といわれた『カイトリル（商品名）』という吐《は》き気《け》止《ど》めがあります。これはシスプラチンという吐き気の強く出る抗がん剤と一緒に使われます。シスプラチンは、たった1回で患者がこりごりし

て、次回は拒否するような、副作用が最悪の薬と言われてきましたが、カイトリルの併用によって吐き気がなくなったので、たくさん使えるようになりました。その結果、シスプラチンの副作用である聴力《ちょうりょく》障害や腎《じん》障害が多発しています。

他方では、白血球を増やすG-CSF《ジーシーエスエフ》のような『白血球増多因子《ぞうたいんし》』を使えるようにもなったので、医者は安心して抗がん剤をどんどん使い、以前より毒性が強くなって、多数の患者が死んだ、という大学病院からの報告もあります」

☺「乳がんに使う抗がん剤と、他のがんに使う抗がん剤とはまったくちがうのですか?」

Dr「組み合わせがちがうだけ。日本で使われている抗がん剤で役に立つのは20種類程度です。それらの誘導体《ゆうどうたい》のようなのを含めると数はもっと増えますが、それらを組み合わせて使います。

たとえば、乳がん用の抗がん剤の多くは、白血病や悪性《あくせい》リンパ腫《しゅ》にも使われます。CMF《シーエムエフ》療法は、Mはメソトレキセート、Cはシクロホスファミド(別名エンドキサン)、Fは5FU《ファイブエフユー》、という3種類を組み合わせて使います。メソトレキセートの代わりに、アドリアマイシンを使う場合もある。頭文字はAだからCAF《シーエーエフ》療法となります」

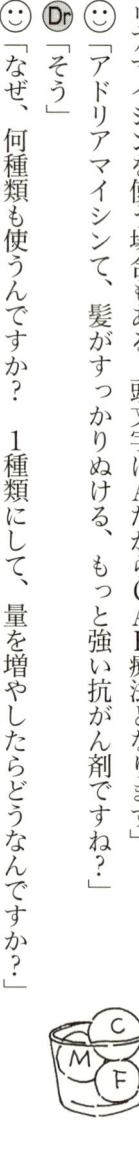

☺「アドリアマイシンて、髪がすっかりぬける、もっと強い抗がん剤ですね?」

Dr「そう」

☺「なぜ、何種類も使うんですか? 1種類にして、量を増やしたらどうなんですか?」

Dr「何種類も使う理由は、副作用を分散させるため。ひいては効力を強めることになります。抗がん剤は、それぞれ出やすい副作用があります。メソトレキセートは口内炎《こうないえん》が出やすい。エンドキサンは、出血性の膀胱炎《ぼうこうえん》や骨髄抑制《こつずいよくせい》を起こしやすい。5FUは、骨髄抑制、肝機能《かんきのう》障害を起こす。ある1種類でも、たとえば仮に、メソトレキセートを無限に増やせば延命《えんめい》できる場合にも、口内炎が何倍も激烈《げきれつ》に出て人間が先に弱ってしまうのです」

「すると、副作用が打ち消されるというわけじゃなくて、副作用の出方のちがう薬を使って、副作用でやられる臓器《ぞうき》をいくつかに分散させようというわけですね」

Dr「そのとおり。抗がん剤の数を増やしても効《き》くとは保証できないけれど、副作用が分散できるのは確実。

　このCMFという抗がん剤は、欧米のくじ引き試験のデータで効果が認められたもので、乳がんの標準的な治療薬として世界で認められています。でも、日本の医者はちゃんと使っていなかった。ぼくはおそらく日本で一番、手術前後に抗がん剤をしっかり使ってきたと思います」

「どおりで私たち、苦しかったはずだわ」

Dr「アハハハ。でも最近では、アドリアマイシンやエピルビシンが入った、もっと強力な多剤併用《たざいへいよう》療法も登場しています。ただCMFと比べて、成績が改善するかどうか疑問なので、ぼくはなるべく使いません」

がんも身の内。体が先にまいっては元《もと》も子《こ》もない

☺「抗がん剤はもっと少なくて済みませんか？」

Dr「もっと少なくていい可能性はあります。乳がんでは、7割の人に微小《びしょう》な転移がないと説明しましたが、それは平均の話で、進行度によって異なります。たとえばリンパ節が腫《は》れていない1期では、微小な転移が他の臓器にない人が9割います。1期が100人いたとして90人。この人たちは、抗がん剤治療をむだに受けることになります。残りの10人は微小な転移があるから、きっと、だれかが延命効果を得ているでしょう。しかし抗がん剤の副作用や毒性によって命を縮めている『縮命効果《しゅくめいこうか》』もあるから、10年後の生存率が、抗がん剤治療を受けない場合の90％から、受けた場合に92％に上がる程度。そして抗がん剤治療群の生存率も年々落ちていくから、『2％が治《なお》る』というのではなく、『延命《えんめい》効果』と考えたほうがよい」

☺「たった2％！　100人で2人の延命？　それで『延命』ってどれくらい？」

Dr「半年くらい転移が出るのを遅らせる程度の効果です」

☺「じゃあ『治る』というのは？」

Dr「『治る』というのは10年、20年がんが出ない状態を言います」

☺「でも、微小転移している確率がより高い2期3期の人には、1期の人の2％よりもっ

と効果があるんじゃないですか？」

Dr「そうですね。といっても数％程度。この『数％の人たち』の延命効果を得るために、何サイクルまですればいいか、ということになります」

☺「そして、100人のうち誰が『この数％の人たち』に該当するかわからないから、みんなで抗がん剤治療を受けることになるんですね？」

Dr「そういうことです。CMF《シーエムエフ》という抗がん剤治療は、1970年代にイタリアで行われたくじ引き試験の他、いろんな研究がなされて、4〜6サイクルでいいということになっています」

☺「たいていの病院では、乳がんの手術の時に、腋《わき》の下のリンパ節を取って転移の有無を確認してますね。先生のところで治療を受けた人たちは、腋の下のリンパ節を取ってないから、転移の有無はわからないわけですね」

Dr「そう。89年頃までは、リンパ節を取っていました。そして転移がない人には1サイクル、転移がある人には4サイクルの抗がん剤をやっていました」

☺「転移がない人はラッキーですね」

Dr「そう。でも、後遺症《こういしょう》が出るから、なるべく取らないようにしようと決めました。今でも、明らかにゴツゴツ触《ふ》れる場合は取りますが、原則としては取らない。ただそうなると、リンパ節に転移している可能性を重視すれば、みんなに4サイクルずつ勧《すす》めることになり、全体の回数は、前より多いことになってしまう」

☺「リンパ節に転移のないはずの人が、前よりよけいやることになってしまうんですね」

Dr「そう。全患者についてみると、リンパ節が触《さ》わって腫《は》れてない人のうちで、実際に転移がある率は30％だから、残りの70％の人は、以前のやり方より3サイクルよけいに受けることになる。そして現実には、副作用で耐《た》え難《がた》い状況になりました。サイクル数を増やせば増やすほど、最後のほうでいろんなトラブルが起きてくる。発熱したりする頻《ひん》度《ど》も回を増すごとに増えてきます」

☺「患者のほうも、腋《わき》の下を取ってないんだから、本当に転移があるかどうかわからない。それなのに、私はこんなに抗がん剤に耐《た》えなきゃいけないの？　という気持ちになるんですよね。私は、初めは、今がんがたたかれているんだと思うようにイメージしながらがんばったんですけど、回を重ねるうちに、そう思うことには無理がありました」

Dr「抗がん剤治療というのは、それで死ぬ人が出てくるような治療ですから、医者としてもなるべく減らしたい。そこで個別化することになる。目標は4サイクルだけど、転移している可能性が低い人は、2～3サイクルとしよう。がんが大きくても、副作用が強い人には、それ以上無理にやらない。副作用が強いということは、がんに効《き》いている可能性も高いということだろうから。そのように理屈《りくつ》で考えて、だんだん減らしていったんです」

☺「結局、医師のほうとしても、どこまでやったらいいか、判断基準がないということなんですか？　副作用のことを考えると」

Dr「そうです。がんが3期だったり、どこかに転移がありそうな場合には、多目にやることを考えますが、副作用で体が先にまいってしまう危険があります」

「私は白血球の数があがらなかったので、先生からもういいでしょうと言われました」

「4サイクルに抵抗して、3サイクルで終わりにしている人が何人もいましたね」

Dr「そう。そうやって自分の体と相談しながら決めてほしい。96年以降に、6サイクルと3サイクルで生存期間が異ならないというくじ引き試験結果が2件出ました。それで今は最高で3サイクル、転移の可能性が低い人ではゼロでもいいだろうと考えています」

「私が治療を受けた90年頃は、先生が抗がん剤を減らしていく過渡期《かとき》で、回数の決断を先生に任せられて、何回にするか悩みました」

「私は4サイクルのところを3サイクルにしてしまって、自分の根性のなさが悔《くや》しいと思ったけど、ギブアップして正解だったわけですね」

「私は、リンパ節に転移がなさそうだと言われたのに、4サイクル受けましたよ」

Dr「昔、4サイクルやった人には悪いけど、リンパ節を取らないで後遺症《こういしょう》が出なくて良かったと思ってかんべんしてください。ぼくが日本で最初に乳房温存療法を始めたばかりの20年前は、6サイクルやるのが正しいと思っていました。いずれにしろ、治療をどうするかというぼくの考えは、最新のデータをにらみながら年々変わっています」

転移には抗がん剤は効《き》かない？

Dr「全身にあるかもしれない微小《びしょう》な転移をたたくのが抗がん剤の利点ですが、それは抗がん剤が効く種類のがんであるということが前提です。抗がん剤が効くがんは、全部のがんの中で、たった20％なんです。その20％の中に、白血病《はっけつびょう》や悪性《あくせい》リンパ腫《しゅ》や乳がんが入っています」

☺「残りの80％のがんは、抗がん剤が効かないんですか？　微小な転移があったとしても、打つ手はないってことですか？」

Dr「ハッキリ言うと、そうです」

☺「抗がん剤が効くか効かないかは、人にもよるんじゃないんですか？」

Dr「いいえ、ちがいます。最近オーダーメード治療とかいって、個人個人に合った治療を考えようという話が出ていますが、『オーダーメード治療』という言葉は誤解を招きやすい言葉です。オーダーメードにすれば、いかにも効くかのような錯覚を患者に与えています。個人個人のがんに効くかどうかという以前に、今言ったように、がんの種類によって抗がん剤の効果があるものとないものがある。乳がんのように抗がん剤の効果が出るがんと、胃がんや肺がんのように効果があがらないがんがあるわけです。

ただし、乳がんで効果が出るといっても、さっき言ったように治《なお》るという意味ではありません。他の臓器《ぞうき》に微小な転移がひそんでいる場合に、一部の人が延命《えんめい》効果を得るだろう、という意味。そして乳がんでも、臓器に転移した場合は、抗がん剤による延命効果もないようです。乳癌《にゅうがん》研究会が全国の外科施設の医者から1985年にアンケート調査したところ、転移したがんでは、抗がん剤を使ったほうが早死にしています」

☺「えーっ！　どうして初回の治療の時は効くのに転移すると効かなくなるんですか？」

Dr「まず言えることは、初回治療で用いた場合にも、実は延命効果がない可能性があります。いろいろなデータから、初回治療の場合には延命効果があるとされていますが、もしかしたら、それは壮大な虚構であるかもしれないのです。ただ、ここでは『初回治療の場合には延命効果がある』との前提で話を進め、転移後の抗がん剤治療の場合と整合させてみましょう。

　前に話したように、同じシコリのがん一家の中にも、少しずつ性格のちがうがん細胞があります。そこに抗がん剤を使うと、抗がん剤に弱い細胞がまずやられて、強いのが残る。

●乳がんの転移後の生存期間

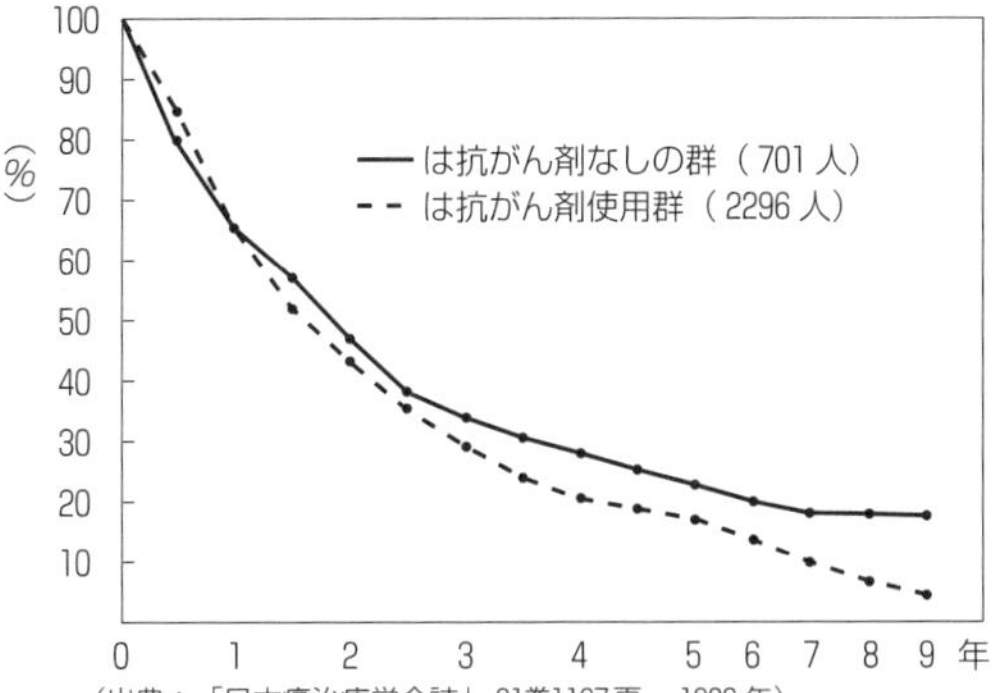

（出典：「日本癌治療学会誌」21巻1167頁、1986年）

だから、転移した時は、同じ1センチのがんでも、最初のがんとは中身がちがう。
それと初回治療時の術後の抗がん剤は、検査してもひっかからないような微小《びしょう》な転移をたたくのを目標にしています。転移してがん病巣《びょうそう》が目に見える大きさになると、がん細胞の数は圧倒的に多くなっていて、抗がん剤でたたきにくくなっている。また、抗生物質などで、細菌に耐性《たいせい》ができるように、抗がん剤でも以前に使っていると、耐性ができるらしい。だから2度目は効《き》かなくなります」

☺「他の抗がん剤も試《ため》してみたらどうなんですか。他の薬に替えたらどうなんですか?」

Dr「もともと、これなら有効という組み合わせを選んで使ったのですから、あと有効なのはそんなにありません。一般に、抗がん剤は、1つが効くと他の抗がん剤も効く。また1つが効かないと、他の抗がん剤も効きにくい。効かないとしたら、いくつもやるのはもっと危ない」

☺「抗がん剤の量をもっと増やしたらどうなんですか?」

Dr「医者たちもそう考えて、高用量《こうようりょう》を使った抗がん剤治療の方法があります。そのままでは白血球が死に絶《た》えて、患者も死ぬので、造血幹細胞《ぞうけつかんさいぼう》移植《いしょく》(いわゆる骨髄《こつずい》移植)を併用しながら抗がん剤を使う。これによって、乳がんの治療成績を改善するだろうとの期待のもと、術後の患者や、臓器転移がある患者を対象として、欧米でくじ引き試験が何件か行われました。いずれの結果も効果なし、毒性は強いという結論です」

☺「日本でも、数年前にいくつかの病院でやっていた、あの大量化学療法ですね。白血球が低くなるので無菌室《むきんしつ》に入って治療するとか。『すごい苦しい治療だった』と言っている患者さんがいました」

Dr「そう。無意味なことがわかったんです」

☺「私たちは初回治療で、抗がん剤をたくさん使いましたよね。再発した時もまた抗がん剤が使えますか？」

Dr「使えます。CMF《シーエムエフ》療法も、乳がん転移後の標準治療の1つです。でも、あれだけ使って転移が出てきたとしたら、もう治《なお》るとは考えないほうがいい」

☺「そうですか…。そうですよねぇ…」

☺「効くかどうかのデータはないんですか？」

Dr「乳がんが転移した場合に、抗がん剤が効くという証明はありません。しかし、欧米でも、いい加減《かげん》な時代に効くということになってしまったので…」

☺「いい加減とは？」

Dr「無《む》治療群《ちりょうぐん》としっかり比べたくじ引き試験をしていないから。ただ他に、くじ引き試験の代わりになるようなデータがあります。100年前の英国の患者たちが無治療（対症療法《たいしょうりょうほう》はする）でどれだけ生きたかというデータが報告されています。当時は8センチの乳がんが小さいと言われた時代なので、全員、他の臓器に転移があったと考えられます。

他方、米国からは、乳がん臓器転移がある人たちの抗がん剤治療後の生存期間も報告されています。両方の生存期間のグラフを比べると、ピッタリ重なる。ここから類推して言えることは、転移後に抗がん剤治療をしても、生存期間は延びていないということです。現代の乳がん患者は、抗がん剤の副作用が加わる分、昔の患者より苦しい日常生活を送っていることになると思うけれど、グラフからは患者の苦痛は読みとれません」

☺「日本の調査(67ページのグラフ)を見ると、最初の数年は変わらないけれど、先にいくほど、治療群と無治療群の差が開いてますね。治療しないほうがいいなんて…」

Dr「これは抗がん剤によるダメージなんでしょう。毒性が蓄積《ちくせき》した結果だと思います」

☺「転移でなくて、第2のがんができた時に、また抗がん剤治療はできますか?」

Dr「新しいがんになったら、前のはちゃらにして、まっさらの状態として、新たにそれぞれのがんについて考えればいいのです。ただ、以前に使った抗がん剤の影響が水面下で残っています。たとえば、アドリアマイシンの副作用は心臓に、ブレオマイシンの副作用は肺に蓄積しているはずだから、そこへまた使うと、一気に悪化することがあります。抗がん剤は新しいがん細胞にとっては初体験でも、正常細胞にとっては再体験になる。それに、2度目のがんといっても、今度のがんが抗がん剤が効く種類のがんかどうかにもよるし。成人のがんだと、抗がん剤が効かないがんのほうが圧倒的に多数です」

抗がん剤は注射・点滴《てんてき》で一気に。だらだら使ってはだめ

「私の友人は、治療後1年以上、主治医から『飲む抗がん剤』をもらっているそうですけど」

Dr「抗がん剤はだらだら使ってはだめです。使い方のポイントは、『シャープ・ショート・ショック』といって、がん細胞がショックを受けるように『一気に大量に使う』のがいいのです。さっきも言ったように、注射や点滴で直接血液に入れる抗がん剤でさえ、血中《けっちゅう》濃度は一定になっていません。ましてや経口《けいこう》ではちゃんと吸収されているかどうかもわからない。それなのに、なんとかなるのではという期待だけで行われています」

「じゃあ、『飲む抗がん剤』は、まったく無意味なんですか？」

Dr「『飲む抗がん剤』でも、延命する人はいるかもしれません。でも、それなら、きちんと注射でやれば、もっと効くはず。日本で行われた、くじ引き試験結果が2002年に公表されました。

『フルツロン（商品名）』というフルオロウラシル系の経口抗がん剤を乳がん術後に6ヶ月飲んだ患者群と、飲まない患者群の生存期間は同じでした。そんな結果が出ても、まだ飲ませているのだから犯罪的。さっきも言ったように『生存期間は同じ』でも、副作用による患者の苦痛は続いていて、それはグラフには表れません。一般に『経口抗がん剤の副作用

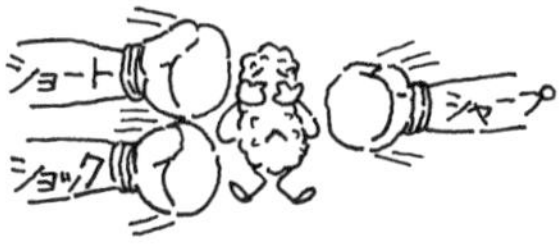

はマイルド』と言われていますが、とんでもない。フルツロンでは脳が溶《と》けてしまったりすることもあるから(白質脳症)」(詳しくは『抗がん剤の副作用がわかる本』近藤誠著、三省堂を参照)

☺「今『飲む抗がん剤』をもらっている人は、どうしたらいいんでしょう」

Dr「くじ引き試験の結果が出たのですから、やめてしまって構わないでしょう。ただし経口の抗がん剤はむだといっても、タモキシフェンのようなホルモン剤は別。といっても、これも前は『長く飲んでいても大丈夫』と言われていましたが、その後のくじ引き試験の結果、1年、2年と飲んでいると、子宮体《しきゅうたい》がんの発生率が高くなることがわかりました」

☺「主治医には何と言ったらいいでしょう」

Dr「『もう抗がん剤をやめたい』と言ってみて、医者との関係が気まずくなるようだったらこっそり捨てる。捨てるといっても抗がん剤は遺伝子《いでんし》を傷つけて奇形《きけい》を起こしたり発がんさせたりするから、水に流すのはまずい。焼却処分《しょうきゃくしょぶん》したほうがいいかもしれません」

☺「『飲む抗がん剤』を使っていた人が注射・点滴に切り替えられますか?」

●抗がん剤のピーク

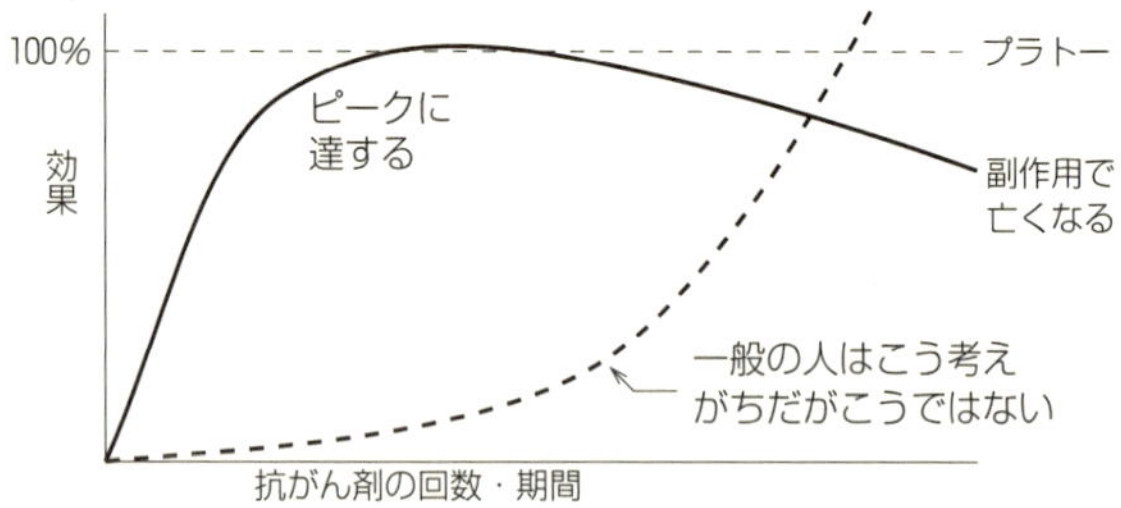

Dr「手術してから数ヶ月以内なら、切り替えることに意味があるかもしれません」

☺「やめたら、がんが急に大きくなる心配はありませんか？」

Dr「飲み続けて命が延《の》びるという証拠がないように、やめて悪化するという証拠もありません」

☺「データはないんですか？」

Dr「飲む抗がん剤を転移がんに使った場合、転移のシコリが小さくなるというデータはあります。しかし、無《む》治療群《ちりょうぐん》と比べるくじ引き試験が行われていないのです」

☺「でも、シコリが大きくなるのを抑《おさ》えて命が延《の》びてる人がいるかもしれないんでしょ」

Dr「データがないのだから、肯定《こうてい》も否定《ひてい》もできません。しかし、もし『飲む抗がん剤』が『効《き》く』人がいるというなら、命を縮《ちぢ》めてるだけの人がいることも確かです。なぜかというと、さっき言ったように、飲んでも飲まなくても生存期間は変わらなかったんですから、プラスの人がいればマイナスの人がいることになります」

☺「『私には効くのでしょうか』と聞かれたら？」

Dr「多くの医者は『効くかもしれないからやってみましょう』と言うようですが、ぼくはデータを出して、『あなたがどちらに当たるかはわかりません』とだけ言います。確実なことはただ1つ。延命する人も含めて、結局は全員に副作用や毒性が生じる、と伝えます」

がんという暴走列車を脱線させられるか？

☺「『飲む抗がん剤』でも、微小《びしょう》な転移を小さくしているとか、大きくなるのを抑《おさ》えているとか、そんな効《き》き目《め》はないんですか？」

Dr「がんというのは、たとえてみれば、暴走してくる列車のようなものです。抗がん剤は、走ってくる列車を、レールの上に石を置いて脱線《だっせん》させるようなものだと考えたらわかりやすい。その場合、脱線するかしないか、どちらかしかない。脱線させられなかったら、スピードは落ちない。石がパチンとはじかれるだけで、今までのスピードのまま、突っ走ると考えられます。

すべてのがん細胞を脱線させられれば治《なお》るわけです。効果が弱い抗がん剤では、一部のがん細胞しか脱線させられなくて、大部分はそのまま突っ走る。全体として見ると、がんの成長が一時的に抑えられたように見えるけれど、まもなくがんの全部が脱線していない細胞になって突っ走ることになる。だから、弱い抗がん剤でも、多少は効くのではないかというあいまいな期待はできません。効かないのに、副作用だけは確実に生じて、体にダメージを与えることになります」

☺「なるほど。『シャープ・ショート・ショック』という意味がよくわかりました」

なぜ日本でだけ『飲む抗がん剤』が全盛か？

「なぜ『飲む抗がん剤』が日本では全盛なんですか？」

Dr「がんという病名を知らせてなかったから、髪がぬけるほど強い抗がん剤は使えなかったというのが歴史的な理由でしょう」

「長いことがんだと言われてなかったとすると、自分が抗がん剤を飲んでいることを知らなかった人がたくさんいるわけですね」

Dr「今、仮に日本中で20万人のがん患者が飲んでいるとして、そのうち1％がちゃんとした抗がん剤治療をすれば延命するのに、いいかげんな治療を受けているとしても大変な数になります」

「患者の数で考えると『犯罪的』だという意味が実感できますね」

「私の友だちは『飲む抗がん剤』で十二《じゅうに》指腸《しちょう》に穴があいてしまって、それで死期を早めてしまったと思うんですけど…」

Dr「抗がん剤とヘルペス治療の新薬と併用して死者が出た事件（ソリブジン事件）がありました。あの時の抗がん剤の中に『５ＦＵ《ファイブエフユー》』という薬がありました。皆さんが受けたＣＭＦ《シーエムエフ》という抗がん剤の組み合わせにも入っています。それなのに、なぜ死者が出たかというと、同じ5ＦＵでも点滴と経口薬《けいこうやく》とがあって、この事件で患者に処方されていたのは経口薬でした。一般には経口《けいこう》抗がん剤の副作用は軽いと思われているので、医者は軽く考え、患者は副作用でヘルペスが出ても毎日飲み続けていました。そこへ、処方された抗ヘルペス薬(ソリブジン)を飲んだので、本来なら代謝《たいしゃ》されて排泄《はいせつ》されるはずの抗がん剤が、代謝されずにたまっていって、致命的《ちめいてき》になった」

☺「抗ヘルペス薬の添付文書に、抗がん剤と併用すると危険、と注意書きがあったのに医師が気にしなかったんですよね」

☺「やっぱり抗がん剤って毒なんですね。抗がん剤を打つ日は、朝からたくさん水分をとるように言われましたけど、抗がん剤が蓄積《ちくせき》されないようにするためなんですね?」

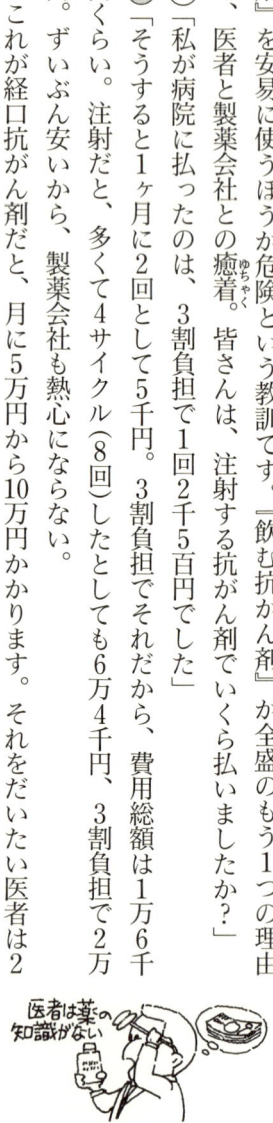

Dr「そう。なるべく早く排泄されるように工夫しています。注射の場合は、遅《おそ》くとも数日で排泄されています。そのあとでヘルペス治療をしても大丈夫。この事件は『飲む抗がん剤』を安易に使うほうが危険という教訓です。『飲む抗がん剤』が全盛のもう1つの理由は、医者と製薬会社との癒着《ゆちゃく》。皆さんは、注射する抗がん剤でいくら払いましたか?」

☺「私が病院に払ったのは、3割負担で1回2千5百円でした」

Dr「そうすると1ヶ月に2回として5千円。3割負担でそれだから、費用総額は1万6千円くらい。注射だと、多くて4サイクル(8回)したとしても6万4千円、3割負担で2万円。ずいぶん安いから、製薬会社も熱心にならない。

これが経口抗がん剤だと、月に5万円から10万円かかります。それをだいたい医者は2

年飲めと言っているから、安いほうで120万円。3割負担だとしても36万円使うことになります。それで効《き》かないのですから、こんな馬鹿げた話はない。だけど製薬会社は、あの手この手で売りこむわけです」

🙂「患者はお金を取られた上に、死に近づくような薬を飲まされているなんて、ひどすぎるわ」

Dr「まったく。それから医者にちゃんとした知識がないのも理由の1つ。医者は医学教育の中で薬の教育をほとんど何も受けてきていないので肝心《かんじん》なことを何も知らない。だから、製薬会社の言うとおりに使うことになるんです」

分子《ぶんし》標的《ひょうてき》薬《やく》について

Dr「乳がんに対しては、ハーセプチンという分子標的薬(分子標的治療薬ともいう)も登場しました。これまでの抗がん剤が、細胞内のDNA《ディーエヌエー》や酵素を無差別に攻撃して殺細胞効果をねらうのに対し、ハーセプチン(商品名)はHER2《ハーツー》という分子に結合するので細胞の増殖を抑える、ということになっています。HER2をもつ乳がんは、全乳がんの3割弱ほどで、臓器転移があれば保険適用になります」

🙂「副作用が少ないと聞きましたが、どうなんですか?」

Dr「従来の抗がん剤よりも少ないけれど、ハーセプチンでも毒性が出て死んだ人が何人もいます。アドリアマイシンという抗がん剤と併用すると、心毒性が強く出て、とくに危険です。肺がん用に開発されたイレッサ（商品名）という分子標的薬では、肺毒性のために多数が死亡し、社会問題化しました。乳がんでも肺がんでも、標的となる分子は正常細胞にもあるので、副作用や毒性が出るわけです」

☺「効果はどうですか？」

Dr「増殖を抑《おさ》えるだけなら細胞は死なないはずですが、実際に使ってみるとがん病巣《びょうそう》が小さくなることがあります。正常細胞も死ぬからこそ、副作用や毒性が出るわけです。ただハーセプチンの場合、がん病巣が小さくなる人は15％程度で、これまでの抗がん剤より率が低い。そして小さくなった場合も、まもなく増大してきます。そこで、タキソール（商品名）などの抗がん剤と併用しようという医者が多い。

　抗がん剤だけの場合と比べ生存期間が数ヶ月延びるという触れこみですが、本当のところはわかりません。開発目的は抗がん剤より副作用が少ない薬だったはずなのに、抗がん剤と一緒に使うのでは、当初の目的からはずれています。結局、分子標的薬は、従来の抗がん剤の同類と考えるべきでしょう」

5 放射線のメカニズム

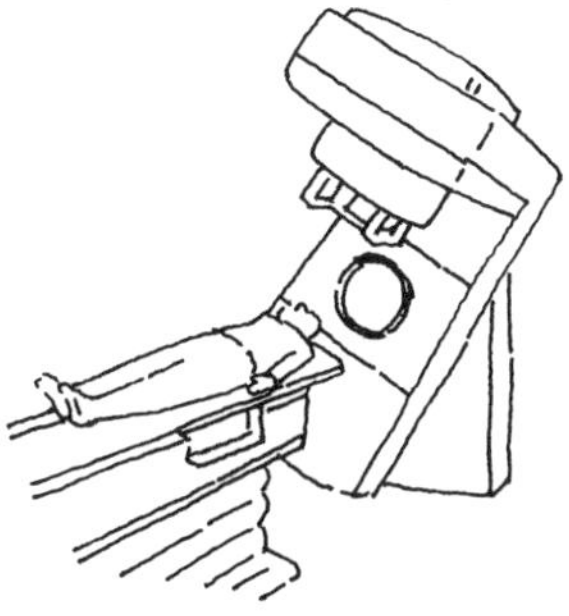

放射線の追加照射は重大な危険を招く

Dr「皆さん、放射線はこわかったですか？」

「副作用とか、後日、新たながんができないかとかいう漠然《ばくぜん》とした不安がありました」

Dr「放射線というのは一種の殺人光線です。皆さんは乳がんの治療で何回もかけましたが、あの1回分を全身にかけると、数％の人が死んでしまいます。数回かければ全員が死ぬ。そのくらい強い。1回の線量《せんりょう》がＣＴ《シーティー》検査の100倍にもなります。

治療にはコバルトのガンマ線かリニアック（ライナック）から出るエックス線を用います。皆さんが受けたリニアック装置は、360度ぐるっと患者さんの体の周りを回転させて当てることができるので、必要なところにだけ照射できます。それにこの装置は、電気を通した時だけエックス線が発射するようになっているから扱いやすいのです」

「以前はどうだったんですか？」

Dr「前は回転式ではなかったから、あおむけに寝た患者さんの胸をどーんと上から照射するので肺にかかってしまう。それで、どうしても肺に後遺症《こういしょう》が出ました。放射線治療が始まったばかりの1900年代初めの頃は、どのくらいかけたら大丈夫かわからないから、一度にどかっとかけた。そしたら皮膚がべろっとむけてしまいました」

☺「わぁーひどい」

Dr「そんな試行錯誤《しこうさくご》の末に今の量が決まってきたんです。皆さんは1回2グレイずつ25回、合計50グレイかけましたね。これは、経験的にこれ以上かけると障害が出るとわかっている量です。かけた合計線量《せんりょう》が多いほど、また1回にかける量が多いほど、そしてかける体積が広いほど、障害が強く出ます」

☺「それで1回に少しずつかけるんですね？」

Dr「そうです。がん細胞のほうが正常細胞より弱いので、放射線をかけると、がん細胞だけが死ぬと言われています。けれど、一定線量を超えれば正常細胞も死ぬことになるから、かけすぎは危険です。いっぺんにかけると、正常細胞が回復することができません。それで毎日、少しずつ分けてかけるわけです」

☺「『温存療法は治療が長引くでしょ』と聞く人がいたので、なぜかなと思ったら、だって放射線治療に5週間もかかるそうじゃないですか」

Dr「5週間、土日を除いて毎日だから25回ですね。たとえば脊髄《せきずい》に2グレイずつ25回かける場合、回数を減らして3グレイずつ17回にできるかというと、1回に3グレイかけた時は10回しかかけられません」

「かける回数を減らそうとするのは危険なんですね」

Dr「一般に、放射線による障害は、ある線量まではほとんど出ません。そこを超えると急に発生します。たとえば、脊髄《せきずい》に障害が出ると、下半身マヒになったり、排尿《はいにょう》・排便《はいべん》機能がやられます。そういう重大な障害が出ない範囲でかけるのです」

「障害が出ない範囲の線量って、どのくらいなんですか？」

Dr「かける場所によって異なります。脊髄の場合は45〜50グレイ、肝臓《かんぞう》だと25グレイ、肺全体だと15グレイ、肺でも、かける面積が小さければ50〜60グレイかけられます。限度まできたら、がんが残ると思っても、そこでやめなければいけません。しかし医者は、期待と不安からつい欲が出て、危険な領域に入る。ぼくも若い頃は、もう少しかけたいという誘惑に駆《か》られました」

放射線のおまけなんていらないわ

「『がんが残ると思っても、そこでやめなきゃ』なんて、患者としては不安ですよ」

Dr「でも、それ以上かけたらもっと危険」

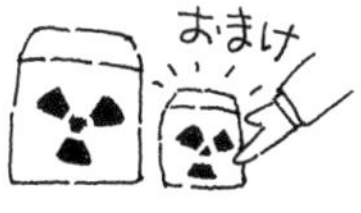

☺「でも、がんが残るほうがもっと危険でしょ？」

Dr「仮に乳房にがんが残ったとしても、局所再発《きょくしょさいはつ》だからまた治療できます。ところが、重篤《じゅうとく》な放射線障害は治療方法がないから永久に残る。放射線科医に知識が不足しているせいもありますが、マヒや障害を出してしまって患者さんから訴えられているケースが続出しています。

とくに今、温存療法が広まってきて心配なのは、放射線を50グレイかけたあとに、さらに10グレイ程度の追加照射（ブースト照射）が行われることです。ふつう、放射線をかけた直後は乳房は硬《かた》くなったりしますが、だんだん元に戻ります。でもブースト照射すると、初めは硬くなくても、照射が終わったあとから乳房が硬くなることがあります。すると再発とまちがえて患者さんも医者もびっくり。結局、再発かとおそれて乳房全切除に追いこまれます」

☺「ブースト照射の効果を調べたくじ引き試験のデータは、ないということですか？」

Dr「外国には2件あります。1つは10グレイよけいにかけて、5年以内の乳房内再発率が1％しか減りませんでした。もう1件は、年齢で異なります。16グレイよけいにかけると5年以内の乳房内再発率は、40歳以下では9％減少し、41～50歳では4％減少、51歳以上では1％しか減少しませんでした。どちらのくじ引き試験も、美容的結果は追加照射のほうが劣っていました。いずれにしても、日本のデータはありません」

「その程度しかちがわないのに、どうしてやるんですか？」

Dr「不安と期待から始めたんですね。ところがデータがないのに、旧厚生労働省の研究班が『乳房温存療法ガイドライン(案)』で『全例に追加照射をすることが望ましい』と書き、外国のくじ引き試験結果が出ても訂正しないから、断端《だんたん》プラスだけでなく、断端マイナスでも全国的に行われています」

「断端プラスとかマイナスって何ですか？」

Dr「乳房を切除して取った標本《ひょうほん》の切り口を顕微鏡《けんびきょう》で見ると、がん細胞が認められることで、『断端陽性《だんたんようせい》』とも言います。残した乳房のほうにがんが残っている可能性が、マイナス(断端陰性)の場合より高い。すると、そこから再発してきそうな気がしますが、断端にがん細胞がパラパラと残ることは承知の上で、できるだけ小さく手術して、残った微小《びしょう》ながん細胞を放射線でたたくというのが、本来の乳房温存療法の考え方です。

それに、シコリの周辺から離れた乳房の中に、がん細胞がパラパラと飛んでいる場合がかなりあります。そうなると、断端にこだわっても意味がない。実際、日本人を治療したデータでは、断端プラスでも追加照射をしなくても再発する人は少ない

●断端が陽性でも…

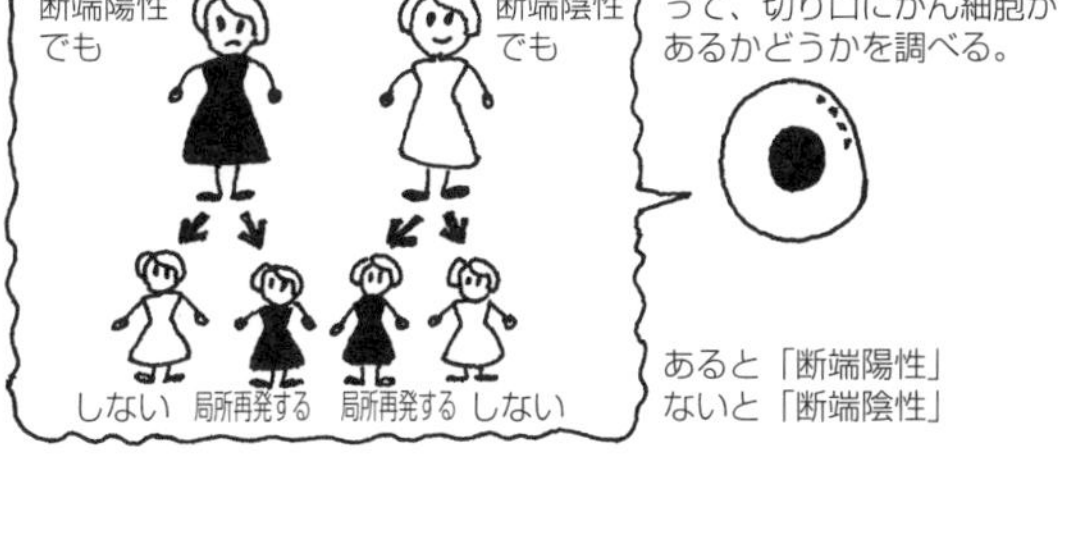
断端陽性
でも
断端陰性
でも
しない
局所再発する
局所再発する
しない
切除したシコリをうすく切って、切り口にがん細胞があるかどうかを調べる。
あると「断端陽性」
ないと「断端陰性」

ことがわかってきました。

病院によっては、温存療法をする基準をきびしくして、乳首から何センチ以上離れていないとだめ、がんが大きいとだめ、がんが数個多発しているとだめ、などと〝だめ条件〟をつけるところが多いんですが、それらの〝だめ条件〟は意味がありません。

肝心《かんじん》なことは、がんのシコリをくりぬくことができるかどうか。そういう〝だめ条件〟に該当したとしても、くりぬければ、該当しない人と乳房に再発する率は変わりません。そして仮に乳房に再発したとしても、もう1回くりぬく形で温存できますから、追加照射はしないで、形よく軟《やわ》らかい乳房を残すことが大切です」

☺「せっかく残した乳房がカチカチになってしまったら、悲しいでしょうね」

Dr「もともと、従来、乳房を全部取っていたのは『手術のしすぎ』ではないかと反省して、できるだけ元の乳房を残せるようにしたいという目的で温存療法が始まったんです。それなのに、今度は『放射線のかけすぎ』で、乳房の形を悪く硬くしてしまったら、本末転倒《ほんまつてんとう》。医者の根本的な発想が変わっていないから、こうなってしまうんです」

☺「かけすぎと言えば、乳がん治療でかけた放射線の影響で、25年もたってから、重いものを持って鎖骨《さこつ》の一部が折れたという話がずっと前に新聞に載っていましたよね。心配になって、植木鉢なんか持つ時も気をつけているんです。どのくらいの重さなら持っても大丈夫ですか？」

Dr「その新聞記事の患者さんが治療を受けた当時は、技術的にひどいかけ方でした。今は心配いりません。ぼくの患者さんでも、治療後5年ほどして肋骨《ろっこつ》が1本折れた人がいますが、3千人放射線治療したうちの1人です。骨はめったに折れないし、折れる時は気をつけていても折れますから、気にしないほうがいいです」

放射線治療したあとで妊娠《にんしん》しても大丈夫？

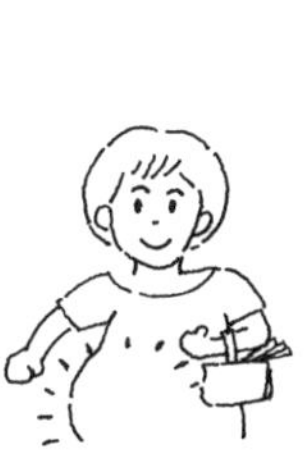

☺「まだ放射線治療後3ヶ月しかたっていないので、仕方ないと思うんですけど、一皮むけても、まだ焼けあとがだいぶ黒いことが心配です」

Dr「放射線の副作用としては、そういう一種のやけどがあります。胸にかけると食道炎《しょくどうえん》、おなかにかけると下痢《げり》、口では粘膜炎《ねんまくえん》が出ますが、どれもやけどのようなもの。皮膚のやけどが自然に治《なお》るように、放射線焼けも一時的なもので治ります。

そうそう、放射線治療中に海水浴に行って日焼けしてきた患者さんもいましたよ。放射線焼けと日焼けが一緒になってしまったけれど、それでも大丈夫でした」

☺「えーっ！」

Dr「ぼくもそんな人は初めてでびっくりしました。『だって、先生はふつうにしてていいって言ったし、海水浴はだめって言わなかったでしょ』って言われて、『ウーン…』」

☺「まあ…。ところで、放射線をかけたあと、出産しても大丈夫ですか?」

Dr「ぼくの患者さんの中には、治療後に妊娠・出産した人は何十人もいます。その後の再発・転移の率は、他の人たちと変わりません。ただし、放射線をかけたほうの乳房からは、ほとんど乳が出ません」

☺「他の病院で『飲む抗がん剤』(経口《けいこう》抗がん剤)で治療している乳がんの患者と会ったら、放射線と抗がん剤は同時にしないほうがいいので、ずらしてやっていると言ってましたけど、そうなんですか?」

Dr「薬によります。ぼくがCMF《シーエムエフ》という抗がん剤治療を始めたばかりの頃は、エンドキサンは飲み薬として患者さんに渡していました(注・CMFは3つの抗がん剤の組み合わせ。Cはシクロホスファミド、別名エンドキサン、Mはメソトレキセート、Fは5FU《ファイブエフユー》)。そして放射線治療を同時にしたら、やけどが強くなって皮膚がむけてしまったことがあります。その後エンドキサンも注射に替えたら、それほどの副作用は出なくなったので、『飲む抗がん剤』の併用で照射の副作用が強く出るようです」

☺「ということは、毎日飲むから、毎日かける放射線との相互作用が強く出るんですか?」

Dr「たぶんそう。ただ、アドリアマイシンのような強力な抗がん剤は、注射でも、放射線と同時併用すると、皮膚がベロッとむけたりすることもあります」

こちら立てればあちらが立たず

☺「風邪で病院に行ったら、放射線照射しているから肺腺《はいせん》維症《いしょう》になるよと言われました」

Dr「照射したところは、もうなっていて、機能していないかもしれません。そうなると元には戻らないけど、仕方がありません」

☺「時間がたつと広がってきますか？」

Dr「いや、広がらない。結局、プラスを得ようとすると、どこかにマイナスが出てくる。理想的な治療というのはないんです」

☺「肺にまで放射線がかかっているということですか？」

Dr「そう。肺にもどうしてもかかります。胸の形はカーブしていて、その上に乳房が乗っているので、乳房にかけようとすると、乳房の形によっては、どうしても肺の一部にかかってしまうのです。でも肺への照射範囲は狭いので、まず心配いりません」

☺「照射線を曲げることはできないんですか？」

Dr「皮むき照射といって、曲げていた時代もありました。でもそうすると、今度はかからないところが出てきます。あなたが治療を受けた頃は首（鎖骨《さこつ》の上の窪《くぼ》みのあたり）のリンパ節にも照射していたので、肺によけいにかかっていた。それで咳《せき》が続いたんでしょう。その反省もあって、今はやめて、乳房と腋《わき》の下のリンパ節だけに照射しています」

☺「いつから変えたんですか?」

Dr「首の照射を原則としてやめたのは、93年の夏ごろからです」

☺「放射線を防御する方法はないんですか?」

Dr「がんだけに強く効果が出るように、照射時に体内に薬を入れるという案もありました。でも、実際には正常細胞もやられて副作用が強く出て、うまくいかなかったんです」

☺「こちら立てればあちらが立たずなんですね」

Dr「そう。皆さんが考えつくことは、だいたいやっています。ぼくが何かをやっていないのには、それぞれ、なぜやらないか、理屈《りくつ》があります。エッセンスや結論だけを話していると、何でもむだと言っているように聞こえるかもしれませんが、どうしてやらないのか聞いてくれれば、全部答えられますよ」

放射線をかけたのに、なぜ乳房に再発するの?

☺「温存手術後、放射線をかけたのに、局所再発《きょくしょさいはつ》した人がいるのはなぜなんですか?」

Dr「放射線が効《き》かなかったから。放射線ががんに効く理由は、がん細胞の分裂をじゃまするからです。がんは、正常細胞の遺伝子《いでんし》に傷がついて、その傷が蓄積《ちくせき》してできるんですが、放射線は遺伝子にさらに傷をつけるので、がんが分裂できなくなります。DNA《ディーエヌエー》をコピーするのをじゃましたり、DNAを切断したりするという形で。
そして放射線も抗がん剤と同じく、分裂している細胞のほうが効く。白血病《はっけつびょう》、悪性《あくせい》リンパ腫《しゅ》、小児がんなど、勢いよく増殖《ぞうしょく》しているがん細胞ほどよく効きます。一般にタチのいいほうが効きにくい。でも乳房の局所再発は、またくりぬいて取ればいいので…」

☺「再発しないほうが、もっとタチがいいはずですよね」

Dr「うん。だから、『タチの良さ』の定義しだいなんですけどね」

☺「アハハハ」（一同爆笑）

Dr「ぼくは、転移が少ないという点からタチがいいと言っています。転移がなくて、ゆっくり大きくなっていくのはタチがいいけれど、そういうのは放射線が効きにくくて、また再発してきます」

☺「すると局所再発の人は、非常に遅い時期に出るんですか？」

Dr「あるデータでは、乳房温存の場合も乳房切除の場合も、局所再発の3分の1は5年以降に出てきています。10年たって出ることもありますが、だけどそうなると、2度目のがんと区別できなくなります」

☺「2度目のがんって、まったく新しいがんなんですか？　転移でなくて？」

Dr「うん、最終的には、乳がんにかかった人の5％くらいの人が、反対側の乳房に第2のがんができると言われています。そうすると、治療したほうにも5％くらいの人が再発してくることになる。その場合、それが第2のがん(新しいがん)なのか再発なのか区別がつきにくい。さらに放射線で発がんした可能性もある。また、乳房切除の場合、まれですが、手術の影響で発がんすることもある。いろいろあって区別はつかないんです」

☺「じゃあ、放射線がこわいから温存療法を受けないという人がいてもおかしくない？」

Dr「そう。どうしてもこわいなら、受けないのも仕方ありません。ところで放射線の副作用と言った時に、皆さんの頭にあるのは何ですか？」

☺「発がん」

Dr「でしょうね。実際、他の臓器《ぞうき》のがんで、放射線治療して、乳房に放射線がかかっていた場合に乳がんが出てくることがあり、放射線による発がんと考えられています。だけど、もともと乳がんの人は、放射線発がんがあっても、元のがんの再発と区別ができません。

また、これまでのくじ引き試験のデータは、仮に放射線治療による発がんがあったとしても、それは再発として計算に入れています。温存療法で乳房全摘の場合と局所再発率が変わらないというのは、発がんがあったとしても、それを含めても変わらないという意味です。また、くじ引き試験の20年間のデータを見ると、乳房を切除した場合と転移率や生存率に差がありません」

放射線は同じところに2度はかけられない

Dr「ところで、放射線治療は一度限りの治療です」

☺「という意味は？」

Dr「再発した時に同じところにはもうかけられません。何十年たっても、今かけたばかりのように放射線の記憶が残っているのです。もう一度そこに治療として放射線をかけると、前にかけた分にプラスした分の照射をしたのと同じような副作用が出るので危ない。別のところにはかけられますが。実は、かつて放射線を浴びて発がんした手指に、また放射線をかけて治療していた時代があるんです」

☺「えーっ！」

Dr「めちゃくちゃな話ですよね。2度かけられないという意味を話しましょう。

戦時中、軍医《ぐんい》がレントゲン透視下《とうしか》で兵隊さんの体から弾丸《だんがん》をぬいていました。それで、ものすごく放射線を浴びて、30年たって指に皮膚がんができて溶《と》けてきた。ぼくが放射線科に入った時の教授は、放射線治療では有名な権威《けんい》で、元軍医から頼まれて、『治療』として、そこにまた放射線をかけていました」

☺「放射線で発がんしたのに？　また放射線を？　それで治《なお》ったんですか？」

Dr「いや結局、再発をくり返して、指はロウソクみたいに溶けてきた。そのうちにその患者さんは他の臓器《ぞうき》に転移して亡くなりました」

☺「すると放射線治療はまちがいだったんですか？」

Dr「まちがいとも言い切れません。一時的には指が使えたし、十何年か機能は残っていましたから。もしいきなり外科的に治療するとすれば、手首から切り落とすしかないですから。昔は難聴《なんちょう》や水虫にもかけていたんです」

☺「えっ、効くんですか？」

Dr「いや、難聴はもっとひどくなったでしょうし、水虫は確かに乾くけど、発がんします。それで昔、東大の放射線科教授が訴えられたことがあります」

☺「そういう医師の感覚は、今でも生き残っているんですか？」

Dr「そう。ぼくが2度かけると危ないと言っている理由は、昔、先輩《せんぱい》たちがよく『だめでもやってみよう』と2度かけていたのを見ていたから。『もう治療はだめだ』って患者さんに言えなかったから、2度、3度と照射するところに追いこまれた」

☺「照射できないんなら、じゃあ、外科や内科に戻せばいいじゃないですか」

Dr「だいたいそっちで、どうにもならなくなって寄こすんだから無理なんです」

☺「何もしないほうが良かったんじゃないんですか？」

Dr「そう。乳房に再発した時に、それが局所再発だけか、転移を伴うものか、ほぼ区別できますから、転移を伴うものは、ほっといたらとぼくは勧《すす》めています。仮に100に1つの見込みちがいで他に転移が出てこなかった場合でも、局所再発だけならあとから取っても命には影響しません。その間にシコリが大きくなると、くりぬきと言っても多少大きく切ることになるのは申しわけないですが。

ぼくは、1度照射したあとの再発にまた照射すると、悲惨《ひさん》な結果になるのをたくさん見てきたから、2度かけるなと言っています。ぼくの科の若い人には、2度照射の危険について話すようにしているし、内部のマニュアルでも2度かけるなとか、この線量《せんりょう》を超えるなと書いています。ただ、あの頃は、ほっといたらという発想はありませんでした」

😊「『ほっときなさい』ではなくて、『治療するとがんがもっと暴《あば》れるから、そっとしておいたほうがいいよ』とか言ってくれたほうがソフトじゃないかしら」

Dr「なるほど。今度からそう言いましょう」

😊「以前はがん治療は外科が中心で、初回治療では放射線をかけないことが多かったようですけど、今は、乳がんなんかでも温存療法が増えてきて初回に放射線治療をするようになりましたよね。そうすると、再発して同じところに2度かける危険も増えてくるんじゃありませんか？」

Dr「そうなる可能性はあります。危険ですね」

6 手術のメカニズム

手術をしたのに、なぜ乳房に再発するの？

Dr「皆さん、乳房温存療法を受けてどうでしたか？」

☺「手術が小さいので体に負担がなくて、すぐに職場復帰できました」

☺「友人に見せたら傷あとがきれいなので『すごい！』となってました」

☺「私はシコリが上側だったのでバストアップして、前よりもかっこよくなった感じ」

☺「私は、危険な思いをさせた右の乳房がいとおしくて、お風呂に入るたびに『病院の汚物入れに捨てられなくて良かったねぇ』とつぶやいてしまいます」

☺「私はシコリが大きかったので、形がくずれて、ちょっとだけ残念」

Dr「皆さんがほぼ満足してくれて、手術した医者たちも満足でしょう」

☺「私は治療には満足なんですけど、手術後まだ日が浅いせいか傷あとが硬《かた》いんです。この部分にまたシコリができると、再発と見分けがつかないと思って、心配なんですけど」

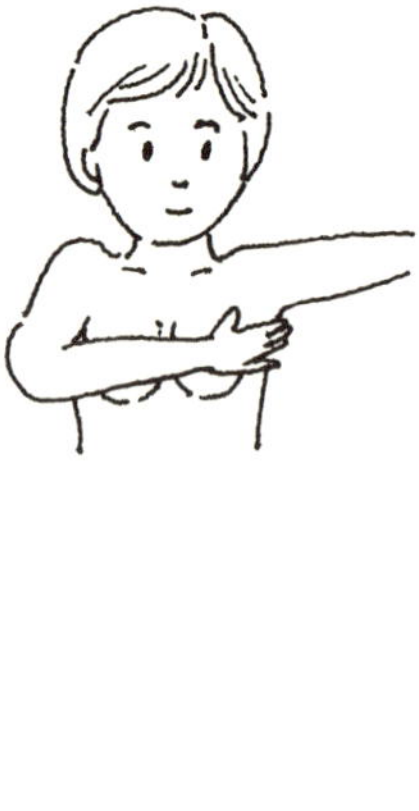

Dr「手術後、1、2年は硬くなっていても、やがて軟《やわ》らかくなるはずです。放射線のところで説明したように、乳房が硬くなる危険のある追加照射はしてませんから。

ただ、いったん軟らかくなったものがまた硬くなったら、再発の可能性があります。そうでない限り心配いりません。今までに3千人近くに温存療法をしましたが、3ヶ月以内に局所再発した人はいません。万一再発だとしても、局所再発だけなら、命には影響しません」

☺「乳房の温存手術では、がんとその周りの正常な組織を一緒に切除しましたよね？」

Dr「そうやって真綿《まわた》でくるむように、ひとかたまりのまま切除するから、がん細胞が外にこぼれないで再発が予防できます」

☺「それでも、乳房に再発する人がいるのはなぜなんですか？」

Dr「それは結局は、がん細胞が残っていたからです」

☺「正常組織を含めて切除したのに、なぜがん細胞が残ってしまうのですか？」

Dr「目に見えない微小《びしょう》ながん細胞が、乳房の部分切除では取りきれない場所にすでにパラパラと移動していた。それが強力な放射

●乳房温存療法のイメージ

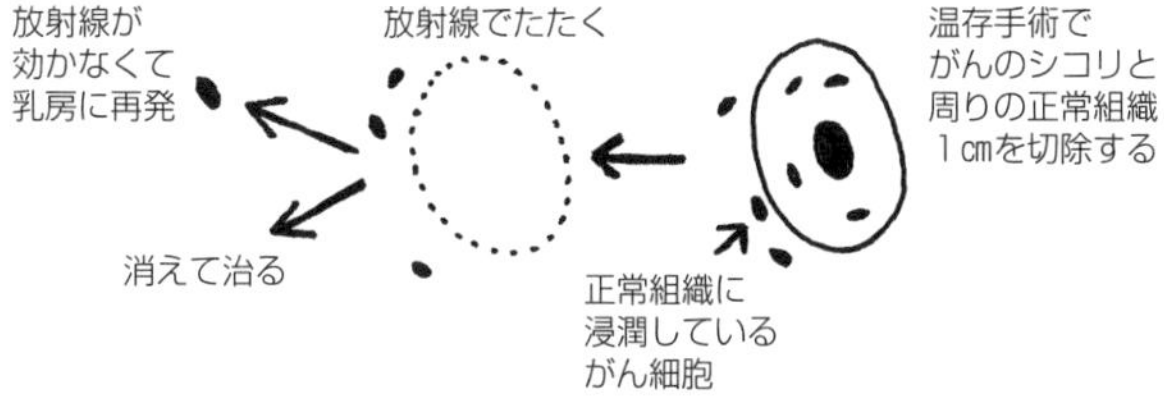
温存手術で
がんのシコリと
周りの正常組織
1㎝を切除する
正常組織に
浸潤している
がん細胞
放射線でたたく
放射線が
効かなくて
乳房に再発
消えて治る

線でも消えずに残った」

🙂「がん細胞の移動というのは転移のことじゃないんですか？」

Dr「確かに一種の転移ですが、血液の流れに乗った転移ではなくて、がん細胞が正常細胞の間をくぐりぬけて移動したもので、『浸潤《しんじゅん》』と言います。

もうひとつの可能性は、最初のがんとはまったく別の『新しいがん』ができて、それが大きく育ってきた。乳がんでも、どんな臓器《ぞうき》のがんでも、元の臓器内に再発する時には、この2つの可能性があります。

ただし、1年以内に出る再発は、新しいがんの可能性は少なくて、遠隔転移《えんかくてんい》を伴っている場合が多い。転移を伴った再発はワアッと広がっていて、局所再発はポツッとシコリになります。ぼくは見れば、だいたい区別がつくので、転移を伴っている再発の場合は、乳房を切らずに様子をみます。局所再発だけだとわかるものは、もう1度温存手術をします」

リンパ節を取らなかったけど大丈夫？

Dr「リンパ節転移は、外から触《さ》わってみて、ないと思っても、取ってみて実際にあるのは2センチまでのがんで20％。乳がん全体では30％。けっこう多いですね。逆に、あると思っても、ないのは20％という報告があります。感染したりして腫《は》れていたらしい。だからリンパ節が腫れていないのに取ると、7割の人は転移もないのに取られたことになります。リンパ節を残して、万一再発してから取ってもまにあうのではないか。そう考えて、リンパ節を取らずに1500人以上を治療してきました。取った場合と成績が変わらないので、2002年に米国臨床《りんしょう》腫瘍《しゅよう》学会で発表したところです。

ただし、手で触れるくらいごつごつと腫れている場合は取っています。大きいリンパ節転移は、放射線だけでは治《なお》らないことが少なくないですから。もっとも、放射線だけで治る場合もあるので、ともかく放射線をかけて、あとで大きくなってきた時に手術して取るという方針も可能です」

「腋《わき》の下のリンパ節の転移のあるなしで、がんの転移があるとかないとか言いますよね。それが臓器転移《ぞうきてんい》の目安《めやす》になるのではないのですか？」

Dr「転移が一番先に起こりやすいのは、どんながんでも、原発《げんぱつ》がんがあった臓器の近くのリンパ節です。乳がんだったら、腋《わき》の下のリンパ節、胃がんだったら胃の近くのリンパ節、肺がんだったら肺門《はいもん》のところのリンパ節という具合で、これを『センチネル・リンパ節（見《み》張《は》り番《ばん》リンパ節）』と言います。リンパ節も1つの臓器と言えますから、そこに転移があるかどうかは、がんの進行度合を示すバロメーターの1つになります。ただ、あくまでバロメーターにしかすぎません。

リンパ節を取って調べますね。そして『リンパ節にがんの転移がある』と言うべきところを、略して『がんの転移がある』というから、『他の臓器《ぞうき》への遠隔転移《えんかくてんい》』とごっちゃになってしまう。リンパ節に転移があれば『他の臓器へ転移している可能性が高い』というだけのことです。皆さんは、リンパ節を取って後遺症《こういしょう》が出るのと、転移の可能性が高いか低いかを、はっきり知るのとどっちがいいですか？」

☺「私が治療を受けた当時は、リンパ節を取るのは当たり前と思っていたので取ってもらったんですけど、調べて転移はないことがわかって、それが確認できて良かったと思ってます。後遺症が出なかったので、そう思えるのかもしれませんね」

☺「後遺症を考えると、取らずに済むなら、それに越したことはないです。私は取ったので腕の動きが悪くなって、2年たってもむくみがあり、水泳と柔軟体操で対処しました」

☺「私はリンパ節を取らなかったので、そのせいで転移しないかと心配だったんですけど、リンパ節を取った人の話を聞くと、取らないで良かったと思います」

☺「私はよそで初回治療を受けた時に、乳房を切除してリンパ節も取ったので、術後に鉛《なまり》のボールが腋《わき》の下にあるみたいに痛むんですが、もう片方がもし乳がんにかかった時、今度は医者に『リンパ節は取らないでください』と言えば、取られずに済むでしょうか？」

Dr「日本は取る医者が多いから、申し出ても取られてしまう可能性が高い。取っても取らなくても生存率が変わらないというデータが出ていても、取ってしまうんです」

☺「それなのに、なぜリンパ節を取るんですか？」

Dr「取ったリンパ節のうち、いくつに転移があるか調べれば、がんの進行度合、病理学的病期《びょうき》がわかるからです。それで、抗がん剤やホルモン療法をどのくらいやるか決めるわけです。それと、手術は大きいほど外科医にとっては面白いという面もあります」

☺「病期はリンパ節を取らなくても、シコリの大きさで決まるんじゃないんですか？」

Dr「それは臨床的に決める病期。病理学的にはシコリの大きさだけでなく、転移がどこまで広がっているかで、1期とか2期とか病期を決めます。いずれにしても日本の外科医も、リンパ節を取る意味は、治療方針を決める参考データにするだけで、がんの転移を防ぐためではないとはっきり言っています。それに、転移の有無がわかれば、あとで成績を報告する時に便利。患者のためというより、やっぱり医者の研究の都合《つごう》ですね」

リンパ節は防波堤《ぼうはてい》か、がんの発進基地か？

☺「データ管理のために、リンパ節を取るんですか？」

Dr「そういう傾向は確実にあります。リンパ節に転移したがん細胞は、そこで増殖《ぞうしょく》して、他の臓器に転移する、リンパ節はさらなる転移の基地になるという説があります。日本には、それを信じている医者が多いんです」

☺「とすると、取ったほうが安全なんですか？」

Dr「いや。逆に、リンパ節が、そこからさらに全身に転移するのを防いでいる、という説もある。リンパ節はがんの発進基地ではなく、防波堤ではないかと言われています」

☺「リンパ節が防波堤となって守ってくれているなら、取らないほうがいいですよね。私はリンパ節を取ったことで、今後、他の臓器への転移のワンステップであるリンパ節がなくなることのマイナス点が心配でした」

Dr「欧米では、どんながんでも、リンパ節を取ることで生存率があがるとは信じられていません。だから取ってないことが多い。日本では、たくさん取って、それで生存率があがると思っている外科医が多いのですが、効果は証明されていません。胃がんでリンパ節を郭清《かくせい》（ごっそり取ること）するかしないかというくじ引き試験が2件、オランダとイギリスで行われ、両者とも生存率は変わらず、郭清したほうは後遺症《こういしょう》だけ増えました。それで欧米では、胃がんのリンパ節を広く切除しないほうがいいとなったのですが、日本は切り続けています」

☺「私はリンパ節を取ったので、手に傷ができると化膿《かのう》しやすいんです。庭仕事や炊事《すいじ》には手袋が欠かせません」

Dr「腋《わき》の下を深くえぐって脂肪ごとごっそり取ってくるので、リンパ管が切れてしまって、腕のむくみ（リンパ浮腫《ふしゅ》）が出やすくなります。また、手術の時に神経を傷つけると、腕の機能障害が残ります。リンパ節は感染を防ぐ大切な臓器ですから、他のがんでも、取ってしまうといろいろな後遺症が出ます。

ただ、リンパ節を取っても、むくみが出ていないなら、重いものを持ってもいい。むしろ腕を積極的に使っていたほうが、リンパの流れが良くなるでしょう」

リンパ節転移があっても必ず転移するわけじゃない

☺「リンパ節転移があっても、そのまま他の臓器《ぞうき》へ転移しているというわけではなくて、バロメーターにしかすぎないけれど、日本では、医者はなんとなく心配でたくさん取るということなんですね？」

Dr「そう。なぜバロメーターかというと、がん細胞がリンパ管に入ったあと、吹きだまりのようにリンパ節にたまるので近くのリンパ節が腫《は》れてくるわけです。原発《げんぱつ》がんから遊離《ゆうり》したがん細胞が血管に入って臓器に転移するには、転移の話で説明したように、鍵《かぎ》と鍵穴《かぎあな》が合わなくては無理。リンパ節に転移したというだけでは、はたして臓器に対する鍵を持っているのか、転移する能力があるのかはまだわかりません。持っているがんもあるだろうし、持っていないがんもあるでしょう。だから、腋《わき》の下のリンパ節に転移が見つかった人も、そこだけに転移していたのかもしれません」

☺「逆にリンパ節に転移がなくても、あとで転移が出てくる可能性はないんですか？」

Dr「ありますよ。リンパ節に転移がないとなっても、あとで遠隔転移《えんかくてんい》が出てくる率は数%あります。なぜかというと、たまたまリンパ節になかっただけで、他の臓器に転移があったのかもしれません。取って『転移がない』としても、確実に『転移は出ない』と言い切れないとしたら、その後の治療をどうするか、患者さんも医者も迷うばかり。だったら、取らずに『転移がある可能性がある』と想定して、抗がん剤などの治療方針を決めればよいわけです。こういう理屈《りくつ》を考えないで、リンパ節にこだわって、むだな治療や研究を重ねているのが日本の実態です。だいたい一般に、取っても命に直接響かない臓器は、粗末《そまつ》にされて切られる傾向にありますね」

☺「命に別状のない臓器っていうと、乳房とか子宮《しきゅう》とか、胆《たん》のうですね？」

Dr「そう。日本で乳房温存療法の導入が遅《おく》れた理由は、リンパ節を始めとして、簡単に臓器を切ってしまう精神構造にあります」

☺「リンパ節を取らなくても大丈夫というデータはありますか？」

Dr「あります。乳房を切除した場合ですが、リンパ節を切除せず

●リンパ節を取ってもわからない

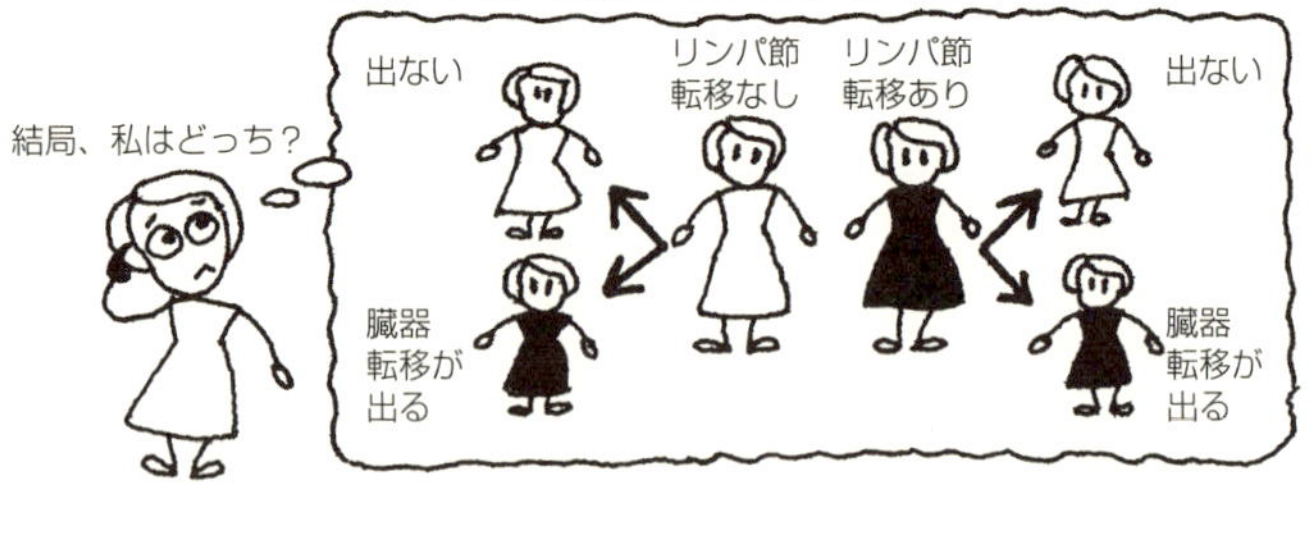
結局、私はどっち？
出ない
リンパ節
転移なし
リンパ節
転移あり
出ない
臓器
転移が
出る
臓器
転移が
出る

に、放置・観察した研究がアメリカにあります。10年間経過を見て、実際に転移が出たのは、リンパ節に転移していた患者さんの半数以下。つまり100人患者さんがいて、リンパ節転移が40人にあったとして、そのうち18人はリンパ節に再発してきましたが、残りの22人は再発しませんでした」

☺「それで、リンパ節に再発してきた場合は、どうしたんですか？」

Dr「その時点で手術して、両群の生存成績はまったく変わりませんでした」

☺「ということは、リンパ節を取らなくても大丈夫ということですね。安心したわぁ」

Dr「またこのくじ引き試験では、他の臓器への転移率も変わりませんでした。リンパ節へ40％も転移していたのに、転移率や生存率が変わらなかったという点でも意味があります」

早く手術しないとがんが飛ぶ？

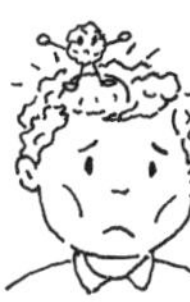

Dr「治療について示唆的《しさてき》なことですが、たとえば肝臓《かんぞう》がんで、鴨居《かもい》に頭をぶつけたら、ぶつけた場所に転移がぽこっと出てきたという人がいます。血管の中を回っていたがん細胞が出たということです」

☺「えっー!!」（一同）

Dr「いやそれは、肝《かん》がんが治《なお》っていない人だから、血管の中にがん細胞が残っていたのでしょう。皆さんはもう治療したから、血管の中に残っていると考えなくていいです」

☺「そういうことってあるんですか？」

Dr「がんが治りきってなかった人でしょう。馬に蹴《け》られて転移がそこに出てきた人もいます。転移が成立する前には、いくつもの段階があり、どの段階も複雑ながん細胞の働きが必要で、それがなければ転移しません。けれども、ボーンと外傷性に出血すると、血管からがん細胞が流れ出やすくなる。それが転移を成立させるきっかけになっているようです」

☺「私は病院で生検《せいけん》を受けたあと、外科医に『乳房を全部取ります』と手術を勧《すす》められて迷《まよ》っていたら、『生検でメスが入ると、がん細胞が刺激されて転移するから、早く手術を』と言われたんですけど」

☺「私も。『早く手術をしないと、がんが散らばってしまうと言われたんです」

☺「でも、もしそうなら一番危険なのは手術の時じゃないかしら？」

Dr「そのとおりです。生検が危険だという医者が全摘《ぜんてき》手術を勧めるのは矛盾しています。手術は非常に危険な行為ということになると、乳がんで年間1万人近くも死亡しているうち何割かは手術のせい、ということにもなりかねません」

☺「まさかぁ。それは言いすぎじゃありませんか？」

Dr「まさかと思うけれど、外科医の論理をつきつめるとそうなりませんか？

だから、手術の時にがん細胞が飛ぶという考え方は、通常、外科医の側からはあまり強調されません。飛ぶ危険を外科医が強調するのは、決まって生検の時。つまり患者さんを脅《おど》して全摘手術に駆《か》り立てる手段になっています。

乳がんで、生検(細胞診《さいぼうしん》を含む)が治療成績を下げるかどうか調べた全国調査があります。それを見ると、5年健存率《けんぞんりつ》(再発・転移なく生きている率)は、生検してすぐ手術した患者群では80%。生検して1ヶ月以上たって手術した群では81%と、差がありません。

☺「じゃあ、生検してから転院とか治療法を探して1ヶ月くらいたっても大丈夫ですね」

Dr「そう。生検をしたためにがん細胞が飛び散る可能性を完全に否定はできませんが、もしそうなら、それは針をさしたりメスを入れた瞬間に一番生じやすいでしょう。生検後、数日ないし数週間たってから、おもむろに飛び散りだす、ということは考えにくい。つきつめていくと、再発の危険性が高まるのは生検や手術の瞬間。ハルステッド手術をしたあとの皮膚などにポツポツと再発が出てくるのは、そのためではないか。胃がんや大腸がんの手術のあとで、おなかの傷を縫《ぬ》い合わせたその縫目《ぬいめ》に再発してくることがありますが、それはがん細胞がこぼれて取りついたんです。手術しなければ縫目に出なかったはず」

☺「どうして手術の時にばらまいたらしいとわかるんですか?」

Dr「再発がんが大きくなる様子が観察できることがあって、その場合に、成長スピードを計算してみると、手術時に成長のスタートを切ったらしいことがわかるからなんです」

手術の時に転移する危険があるなんて

☺「手術時が一番危険だなんて聞くとびっくり。手術しないほうが安全なんですか？」

Dr「肺がんや食道《しょくどう》がんなど体の内部のがんは、別の治療法にしたほうが安全でしょう。身体内部のがんは、大手術になるので、その影響で大量のサイトカイン（ホルモン様《よう》物質）が出て体のバランスがくずれ、転移を促進《そくしん》するのではないかと言われています。その場合、切除範囲が大きいほど、手術時間が長いほど、体のバランスがくずれるからでしょう」

☺「転移を促進するって、どういうことですか？」

Dr「3つほど原因として考えられます。1つは、血管の中をがん細胞がぐるぐる回っている場合、手術でメスを入れた場所に転移しやすい。2つめの原因は、サイトカインの影響で、手術していない臓器《ぞうき》の血管も傷ついて、がん細胞が取りつきやすくなると考えられます。

3つめは、すでに微小《びしょう》な転移がどこかの臓器に生じている場合、不思議なことに、原発《げんぱつ》がんから、転移の成長を抑制する物質が出ていることがあります。その証拠に、原発がんを切除すると、転移がワァッと大きくなったという有名なネズミの実験があります。人でも、初期の肺がんを切除したらあっという間に転移が出現して亡《な》くなったという話をよく聞くのは、これが原因の場合もあるのではないかと思います」

☺「手術した場所に転移するというのは？」

Dr「がん細胞がメスを入れた部位に流れ出て、そこに居《い》ついてしまう可能性を指しています。ただ逆に、メスを入れたら出血するわけですから、その血流《けつりゅう》に逆らってがん細胞が血管にもぐりこむのは難しい。それで、もともと転移能力がないがん細胞が、手術の傷口《きずぐち》から遠くに転移することはない、ということなのでしょう」

☺「私たちが温存療法を受けた頃は、まず切ってから放射線や抗がん剤治療をしましたが、最近はメスを入れなくて済んでいる人がいますね。抗がん剤と放射線だけでがんが消えて。そのほうが安全なんですか？」

Dr「乳房温存の手術は、食道がんや肺がんなどで臓器を摘出《てきしゅつ》するのと異なり、体の抵抗力はほとんど落ちないから、手術時に飛ぶ心配はあまりしなくてよいでしょう。それに温存手術のあと、メスを入れた付近を含めて乳房全体に放射線をかけています。もし乳房に再発してきたとしても、手術の時もう一度がん細胞をまいたというよりも、がん自体がもともと、放射線や抗がん剤が効《き》かないタチだから、再発してきたのでしょう。

　ただし、乳房温存手術でも、腋《わき》の下のリンパ節を広範《こうはん》に切除したりすると、手術時間も延《の》びるし、体の抵抗力が落ちるので、転移を促進《そくしん》する可能性が生じるでしょう」

☺「抗がん剤はいつするのがいいんですか？」

Dr「以前は、手術時にするのがよいのではと考えていましたが、くじ引き試験では、投与時期を変えても生存率は同じでした。それで今は、手術前でも、手術直後でも、温存療法の放射線が終わってからでもいいだろうと考えて、治療しています」

☺「そうやって、しょっちゅう治療方法が変わるんですね。びっくりしちゃう」

Dr「それは、もっといいと思う治療法や、より合理的と思われる方法を考えて、いつもその時点の最高水準を追求しているからです。また患者さん1人1人に合わせた治療法を考えて、患者さんを実験台にしていないから。研究対象にすると、ある治療法で治療する患者さんの数が一定の人数に達するまでは、治療法を変更できません」

☺「なるほど。考えてみれば、実験というのは、同じやり方でやってみた時に成績としてはどうかと比べるわけだから、一定の患者数が必要なんですね。この患者の場合は少し治療法を変えたほうがうまくいくなと思っても、画一的《かくいってき》にしかできなくなるんですね」

Dr「そう。それでは患者さんは損。1人1人に合った治療を受けられなくなります」

☺「でも、それじゃあ医師は成績が出せなくなりますね」

Dr「それでいいんです。得られた結果は発表しているけれど、方法を画一的にして、きれいなデータを出そうとは考えていません。どだい、方法をそろえて学会で発表しやすいデータを出そうと考えたら、目の前の患者さんの利益と矛盾する。ぼくは皆さんが喜んでくれればそれでいいんです」

☺「わぁ、カッコいいこと言っちゃって」

Dr「いやいや、本当にそう考えています。たぶん他の医者もそう考えているのでしょうが、データを出そうと考えると、つい目の前の患者さんを実験台にしてしまうんでしょう」

☺「でも、誰かが実験台にならないと医学は進歩しないという人がいますよね」

Dr「そういう人には、『あなたが実験台になりなさい』と言えばいい。誰だって好きで実験台になんかなりたくない。もし、どうしても実験したいなら、患者さんにきちんと話して了解の上ですべきだ。ぼくは治療法を変える時には、患者さんによく説明して判断してもらっているつもりなんです」

治療方法がよく変わるのはなぜ？

☺「そのことで不満を持っている方がいるんです。転移して亡《な》くなった方の家族で、やはり転移している方と情報交換しているうちに『どうも大きかったがんを抗がん剤で小さくした場合、あとで転移が出るケースが多いんじゃないか』という話になったんですって」

Dr「そうそう。そのことは皆さんも気になっているようだから、説明しておきましょう。数値は少し大ざっぱになりますが、ぼくのところでは、以前は、温存できる人は、患者さん全体の90％でした。残りの10％の人は、がんが大きすぎて、乳房切除になっていました。ところが、この切除した10％のグループは、転移率が大変高くて、3分の1が転移しました」

☺「もともとがんのサイズが大きい『いきなり大きくなるがん』の人が多かったから、いわば、がんのタチが悪いわけですか？」

Dr「そう。しかし、乳房を取ってしまって転移して亡くなるのであれば、乳房を切除した意味もない。患者さんにとっては、ふんだりけったりだから、10%の人の乳房もなんとか残せる方法はないかと考えました。シコリが小さくなれば温存できるのだから、先に抗がん剤と放射線をやってみよう、そして始めたところ、10%のうち7%が温存できた。残りの3%は、小さくならなくて、やっぱり切除になった。中には、抗がん剤と放射線だけで、時には抗がん剤だけで、がんが消えてしまう人も出てきました」

☺「それがメスを使わない温存療法になったんですね」

Dr「そう。乳房を全く切らなくて済んで、患者さんはとても喜んでくれました。ところが、転移が出てくるのは、乳房切除した3%のうちの1%と、新たに温存できるようになった7%のうちの3分の1に当たる2%なんです。わかりますか？」

☺「ああなるほど、もともと転移している率の高いグループだった

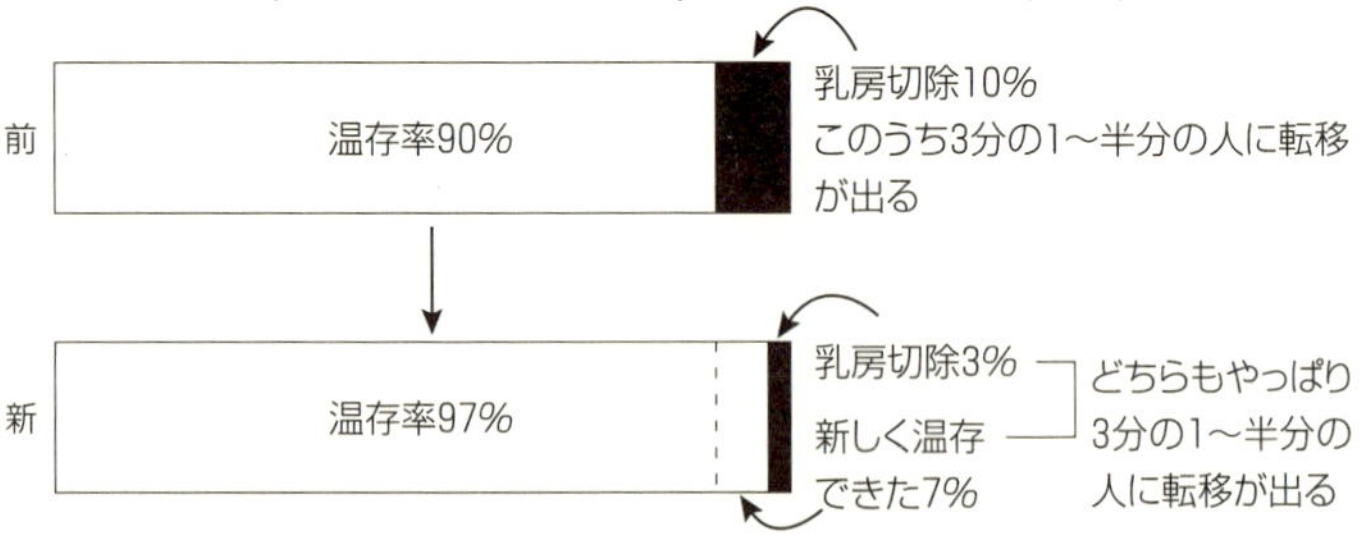

わけだから、やっぱりそれぞれ3分の1ほどは転移したんですね」

Dr「そう。とくに、新しく温存できるようになったグループの転移が目立つ。乳房切除した人に転移が出るのは仕方ないと納得するけれども、温存した人に転移が出ると大騒ぎになる。ぼくとしては、転移が出やすいことはわかっているから、やはりむだな手術をしなくて正解だった、転移で亡くなったのはまことに気の毒だけれど、その間乳房は切らずに済んだのだから、それだけでも良かったと思いますが、家族は、温存したから転移したと思う」

家族の無念《むねん》、医者の無念

「『娘は乳房と引き換えに命を失いました』と言われたそうですが…」

Dr「そう。ご家族には『乳房に再発がなくて他の臓器《ぞうき》に転移が出て亡くなったのですから、治療前からすでに転移していて、抗がん剤も効《き》かなかったという、まぎれもない証拠《しょうこ》なんです』と言いたかった。でも言いわけにしか聞こえないだろうし、見苦《みぐる》しい。かえってご家族の印象を悪くするだろう。だから黙《だま》っていました。悲しんでいる人に理屈《りくつ》を並べてもしょうがないと考えました。結局、最初大きくて抗がん剤や放射線で消えてしまうようながんは、それだけタチが悪いとも言えるわけです」

☺「抗がん剤がよく効いたのは、細胞分裂がさかんながんだったからですね？」

Dr「そう。だから、一気に小さくなるけれど、逆に一気に盛り返してくる可能性も高い。それだけタチが悪かったことになります。幸運にもたたきされて、そのまま消えてしまって治《なお》ることもありますが、どの人が幸運なのか、治療してみないとわかりません。どんなに上手に治療しても、転移が出てくる人がいますが、それは治療の失敗ではありません」

☺「でも、わかってはもらえない」

Dr「そう。もっと温存療法が世の中に普及すれば、そう考える人も少なくなるでしょう。でも、今のところなかなか納得してもらえないことがわかったから、少しやり方を修正して、がんが消えてしまうまで粘《ねば》らないで、小さく残して温存手術をすることにしました」

☺「手術しなかったから、そのせいで転移したという未練《みれん》を残さないようにということですね。結局、再発した時に、どうしたら納得してもらえるかということなんですね？」

Dr「そう。がん治療の多くは精神対策でもあるんです。合理性を失わない範囲で精神対策をする。社会全体の医療知識のレベルがあがれば不要になると思いますが」

☺「じゃあ、小さいがんで手術前に抗がん剤を使って効かなかったのも、タチが悪くて転移してくる可能性があるんですか？」

Dr「いや、反対です。小さいがんの場合は、タチが良くて抗がん剤が効かない。

この新しい治療法を始める時に、もう1つねらっていたのは、小さいがんは抗がん剤だけで消えてしまうのではないかということ。そうすれば手術もいらないと期待していました。ところが、小さいがんは放射線でも抗がん剤でも消えにくい。ここが実際にやってみないとわからないところなんです」

「それで以前のやり方に戻して、小さいがんは先に手術することにしたんですね？」

「もし、私は精神対策はいらないから、がんが消えそうなら消えるまでやって、メスを入れないで済ませてほしいという人がいたら、そうしますか？」

Dr「そうしますよ。抗がん剤や放射線によって、がんを消えるまでたたくというこの方法は世界中で広まりつつあり、日本の他の病院でも、希望する患者さんには始めています」

7 治療後はふつうに生活

ホルモンに関するがんはセックスすると転移する?

☺「治療中は目前のことに夢中なんですけど、済んでしまうと、関心は再発・転移のことに移るんです。『今までどおりでよい』と言われましたけれど、不安なんです。術後の生活全般についての方向づけがほしいと思いました」

Dr「今までどおりに生活すればいいんですよ。スポーツもセックスなどもふつうにしてかまいません。よく、子宮《しきゅう》がんとか乳がんなど性器に関する病気だというと、治療後もセックスしちゃいけないと思ってる患者さんがいますが、迷信《めいしん》です」

☺「もむと広がるんじゃないかとか、女性ホルモンが活発になって、がんがまた再発するんじゃないかと心配で、夫に触《さ》わらせないという人もいます」

Dr「『もむな、刺激するな』は理論的な根拠がありません。データもない。機械的な刺激で起きていると考える人が、いまだにいるんですね。

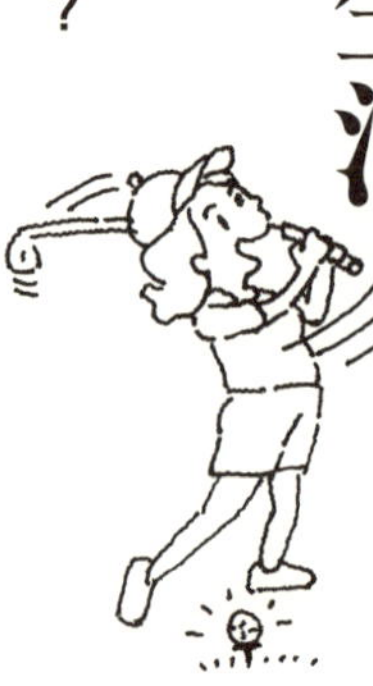

転移のメカニズムは前に説明しましたが、分子《ぶんし》と分子をとりもつ酵素《こうそ》が関係しているらしい。もんだからといって、そういう酵素ができたり増えたりするわけじゃないですから、再発も転移も起きません。

ただこういう場合はあります。肺がんで咳《せき》をすると、その刺激で肺の中にこぼれ落ちたりすることは考えられます。けれど、それだって肺の中にとどまるわけで、ゴホンと咳をして血管の中に入るわけではない。乳房の中は肺のように空洞《くうどう》じゃないし、乳腺《にゅうせん》の中にがんが埋《う》まっているのだから、こぼれることは考えられません。場所によって考えないと。『もむな、刺激するな』は『思いこみ』や『感じ』だけで言っているわけですが、それを医者が言うと権威《けんい》づけされて聞こえるから始末《しまつ》が悪い」

「ホルモンでがんが活発になるのではないかという心配は？」

Dr「ありません。ホルモンが働くのはがん化する時です。その後の成長にホルモンが働いているがんもありますが、今のところ、ホルモンが転移を促進《そくしん》するという証明もデータもありません。ある種のホルモンが増えた時に、転移を促進するとか、転移のプロセスが突然回りだすとは考えにくい。また、セックスの時にホルモンが増えるのか減るのかもわからない。仮にがんに影響するとしても、がんを抑制《よくせい》する可能性もある。仮にセックスで増減するホルモンがあるとしたら、セックスしていない時期にも長い目で見れば増減するはずです。だから、くよくよ心配しても仕方がないんです」

抗がん剤治療をしたけど妊娠《にんしん》しても大丈夫？

☺「抗がん剤で生理が止まっても、戻った場合は妊娠してもかまわないんですか？」

Dr「そうです。抗がん剤に対しては卵子のほうが精子よりも抵抗性が強い。抗がん剤が卵子の中には入れないからでしょう。だから、抗がん剤治療をしたあとで妊娠しても大丈夫です」

☺「男性が抗がん剤治療をした場合は、精子は大丈夫なんですか？」

Dr「抗がん剤治療が終わったあとなら、子どもをつくっても大丈夫です」

☺「妊娠すると、がんの進行を促進するんじゃないんですか？」

Dr「進行はさせないようです。妊娠中は黄体《おうたい》ホルモンが出るので、その期間はむしろ乳がんは抑制される環境になるはずです。いずれにしても、乳がんを治療したあとに妊娠したら不都合《ふつごう》というデータはありません。それなのに医者たちは、治療後3年間は出産させないなどと言ってきたわけです」

☺「データがないというのは、調べられていないということですか？」

Dr「今までに産んだ人がほとんどいないから、データがないんです。

　ぼくのところでは、勇気のある人が多いのか、治療直後ないし3年以内でも、思いきって産んでしまう人が少なくない。今まで何十人も出産してきましたが、母子ともに元気です。出産後に転移が出て亡くなられた方もいますが、転移が出てきた率や死亡率は、治療後に出産しなかった人たちと変わりません。

抗がん剤や放射線を使って悪性《あくせい》リンパ腫《しゅ》の治療をしたことのある人が妊娠した場合、生まれた子どもに異常が出る率は、ふつうの場合と変わらないというアメリカのデータがあります。その患者さんが産んだ子と彼女の兄弟姉妹の子を比べたら、異常の出る率は変わらなかった。この場合、放射線は骨盤《こつばん》近くまで照射しています。抗がん剤も乳がんよりずっと強力です」

☺「私と同時期に手術した人は、結婚して出産して職場復帰してがんばっています」

☺「私は、1人でも乳がんのあと産んだ方がいるという話を聞くと、ほっとします」

Dr「妊娠すると乳房が大きくなってくるので、乳がんの再発が見つけにくくなる、と懸念《けねん》する人もいますが、放射線をかけた乳房は大きくならず、お乳も出ません。それで検査が難しくなるということもありません」

☺「妊娠中に乳がんになると、中絶手術を受けるように医師に勧《すす》められると聞きますが」

Dr「妊娠中に初めてわかる乳がんは時々あります。それはどちらかというと、タチの悪いものが多いという印象です。妊娠中はむしろがんを抑制するような環境になるはずなのに、それに逆らって育つことができるようながんだから、タチが悪いのではないかと思うのですが、理屈《りくつ》でそう考えているだけです。妊娠後期なら、出産してから治療することが多いのですが、その辺はその場その場で判断することになります」

閉経《へいけい》したけど、がんの成長を抑《おさ》えるのには有利？

☺「私は閉経が早くなったんです。なぜ抗がん剤の副作用で生理が止まるんですか？」

Dr「正確なところはよくわかりません。生理になったあと、排卵《はいらん》して黄体期《おうたいき》になって、また出血してというサイクルは、卵巣《らんそう》と脳が種々のホルモンを出して調節しているのですが、卵巣が働くには、卵巣の細胞が分裂していることが必要なんでしょう。そこに抗がん剤が働くと、卵巣の細胞分裂を一時的に止める。10代、20代の若い人だと、抗がん剤がいっても、細胞分裂は続いて生理は止まらない。30代後半だと止まる人が出てくる。40代だと、まず一度は止まってしまう。

抗がん剤をやめたあと、生理が戻るかどうかは人によります。卵巣機能が元に戻る人もいますが、戻らない人もいる。閉経が早くなった影響についても、よくわかっていないんです。

ただ、生理がなくなるのは、がんの成長を抑制するには有利かもしれません。ホルモン療法の中にも、卵巣を切除する方法があります。しかし、人間の体全体を考えると、老化が早まることがあるから不利。でも、生理が止まってしまう人は止まってしまうのだから、悩んでもしょうがない。生理がある人はあるまま受けいれる。なくなった人はそのまま受けいれるしかありません」

☺「閉経《へいけい》後の骨粗《こつそ》しょう症《しょう》対策に、ホルモン補充療法はどうですか？」

Dr「それは疑問です。乳がんは女性ホルモンの影響で生じたのですから、女性ホルモンを足すと、少しなりと再発率が高くなるでしょう。また、タモキシフェンのような女性ホルモンを抑制する薬を使うぐらいだから、ホルモンを足すのは矛盾します。

　最近、米国で健康な人を対象にして行われていたくじ引き試験の中間結果が報告されました。ホルモン補充療法を受けたグループでは、骨折は減ったけれども、脳卒中《のうそっちゅう》、血栓《けっせん》症《しょう》、乳がんなどが増えてしまい、試験は中止されました」

☺「乳がんはどのくらい増えたんですか？」

Dr「平均5年飲んで、1.26倍。閉経後の対策としては、日光浴とか運動とか、カルシウムが不足しない食事をとる必要がありますね」

☺「私は、よく歩くことを心がけています」

Dr「ただ、乳がん治療後のぼくの患者さんの中にも、閉経症状が本当につらくて、そういうリスクを知ったうえで、ホルモン補充療法を受ける人がいます」

タモキシフェンはいつまで飲んだらいいの？

☺「タモキシフェンは骨粗《こつそ》しょう症《しょう》の予防になるから続けなさいと言われましたけど」

Dr「タモキシフェンには弱い女性ホルモンの作用がありますから、骨粗しょう症を遅らす可能性があります。しかし、がん細胞を抑《おさ》えるような強い薬を、がん以外の目的に飲むのは感心しません」

☺「タモキシフェンは抗がん剤とはちがうんですか？」

Dr「タモキシフェンは、がんをたたいてやっつけるのではなくて、抑《おさ》える作用だと言われています。がん細胞には、ホルモン受容体《じゅようたい》（レセプター）という、ホルモンを受けいれる椅子があって、ここにホルモンが坐《すわ》るとがん細胞が活発になる。ところが、椅子《いす》取りゲームのように、先にタモキシフェンが坐ってしまうと、ホルモンが坐れなくなって、がんの増殖《ぞうしょく》機能が働きにくくなるわけです。

　がん細胞にホルモン受容体があるかどうかは、人によって異なります。生検《せいけん》や手術でがん組織をとった時に、受容体の有無を調べて、ある人にはタモキシフェンを使うかどうか検討することになります。とくに閉経後の人にはよく効《き》くと言われていますが、世界中のくじ引き試験結果を集めてみると、閉経前の人でも長く飲めば効くようです」

☺「じゃあ、閉経前の人も飲んだほうがいいんですか？」

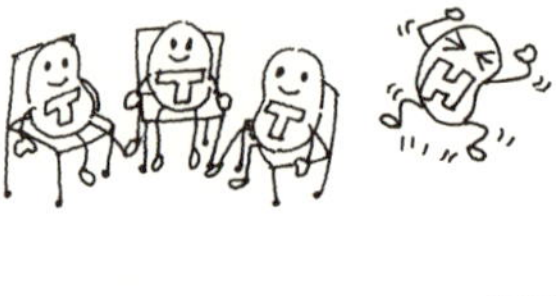

Dr「いくつか問題があります。まず、日本で行われた数件のくじ引き試験結果では、飲んでも飲まなくても死亡率に差がなかった。唯一差があるように見えるくじ引き試験がありますが、同じ研究グループが別の試験をしてみたら、差がなくなってしまいました」

☺「どうして差が出たり、なくなったりするんですか？」

Dr「よくあること、としか言いようがありません。卵巣《らんそう》がんでも、タキソール（商品名）を使ったほうが成績が良いと米国の研究グループが報告しましたが、同じグループが再度くじ引き試験をしてみると、以前の抗がん剤と変わりありませんでした。初回は、試験するのに慣れていないからかなあ」

☺「タモキシフェンには、発がん性もあるって聞きましたけど…」

Dr「そう。閉経後の患者では、タモキシフェンを飲むと、子宮体《しきゅうたい》がんの発生が増えることがわかっています。英国のくじ引き試験データでは、2年飲んだ患者グループでは、15年間で子宮体がんが6％に発症《はっしょう》しました」

☺「ええっ！　患者は外科医から、5年飲むのが常識だって聞かされていますよ」

Dr「同じ英国の試験データでは、5年飲んだグループは5年目での子宮体がん発症率が2年飲んだグループの5倍になっています。日本の外科医たちは不勉強だから、そういうデータを知らないんでしょう」

☺「閉経前の人はどうなんですか？」

Dr「くじ引き試験結果ではありませんが、タモキシフェンの子宮内膜《ないまく》に対する影響は、閉経後より閉経前のほうが大きいらしいという報告があります。つまり、子宮体がんの発症率が閉経後より高くなる可能性が高い。
　日本人では、手術後にタモキシフェンを使っても、死亡率を下げる効果は証明されていないし、あっても小さいはずです。また死亡率を下げる場合にも、治すというより、若干《じゃっかん》の延命《えんめい》効果が得られるだけと考えたほうがよい。同程度の延命効果は、転移してから飲んでも得られるでしょう。だとすれば、閉経後の人も閉経前の人も、なるべく飲まずにいて、万一転移が出てきた時のために取っておく、と考えたらどうでしょう」

バランスよく食べて太らないこと

☺「治療後、とくに注意する食べ物はありますか？」

Dr「特別な注意はいりません。好きな物を食べたらいいです。ただし、タバコは吸っていると抗がん剤や放射線が効《き》きにくいから、治療中はやめたほうがいい。治療が終わったあとは自由です。タバコはいろんな原因で寿命《じゅみょう》を縮《ちぢ》めるということさえ自覚していれば」

☺「お酒は？」

Dr「お酒は酔《よ》っ払《ぱら》って事故で死ぬという以外は、一般的には大丈夫。むしろ百薬《ひゃくやく》の長《ちょう》かもしれません。だけど、お酒とタバコを一緒に飲むと最悪。タバコだけなら、空気の流れにのって肺や喉《のど》のあたりのがんが増えますが、酒と一緒だとタバコが酒に溶《と》けてなのでしょう、食道《しょくどう》がんや胃がんなども激増するという印象です」

☺「自分で吸わなくても、他人の煙りの中でお酒を飲むとやっぱり危険がありますか？」

Dr「それはそうでしょう」

☺「乳がんになると他のがんにもなりやすいんですか？」

Dr「そんなことはありません。たとえば乳がんの場合、何期の人でも、『転移が出てくる人』の9割近くは治療後5年以内なんです（165ページの図参照）。でも『転移が出てくる人』の9割ですから、全体から見るともっと少ない。

言いかえると、何年もたつと、今度は他の病気で亡くなる可能性が高くなります。しかし乳がんにかかったからといって、他のがんにかかる率が増えるわけではありません。乳がんにかかっていない人と同じ、と考えておけばよい。

そもそも、すべてのがんの原因の3分の1は食事、3分の1はタバコ、3分の1は周りの環境です。このうち自分でコントロールできるのは、食事とタバコです。要するにバランスよく食べて今より太らないことですね」

転移の予防はできないの?

☺「今の西洋医学では、転移の予防というのはないんですか?」

Dr「予防には2つの意味があって、今あなたが言われた予防は、すでにどこかにある微小《びしょう》な転移が出てこないようにしようというのですから『治療』と考えなければ。出てくるのを防ぐという意味では予防かもしれませんが。がんが水面下にとどまっている時にたたこうということで、抗がん剤治療やホルモン療法が行われるわけです」

☺「たたかなくても、それを成長させないようにと…」

Dr「マイルドなものがないかということですね? それは今のところありません。
それに近いのが乳がんのタモキシフェンで、予防している気がするでしょうが、タモキシフェンは、すでに存在しているものを抑《おさ》えつけるのが目的です」

☺「ビタミンなんかが、がんを予防するという文献《ぶんけん》はあるじゃないですか?」

Dr「文献だったら、筋肉までごっそり取る、あのハルステッド手術が有効だというような文献もいっぱいあります。しかしそれらは、くじ引き試験のデータでない点が共通しています。皆さんは、くじ引き試験のデータを見たから温存療法を受けたのでしょう? ある時はくじ引き試験のデータを見て治療を選択し、別の時は根拠がうすいデータにもとづいて予防に走るというのはおかしい。予防や民間療法にも、くじ引き試験があるかどうかを見ていかなければ」

☺「中国の試験で、ビタミンががんの発生を減らしたのがありましたけど…」

Dr「確かに。くじ引き試験でしたね。でも、中国では地域によってはかなりの偏食《へんしょく》や栄養不足があります。ビタミンも十分とれていないところで、あるビタミンを使うことでがんの発生率が減ったとしても、日本のように栄養十分なところでさらにビタミンをとったほうがいい、という話にはなりません。

　ヘビースモーカーを対象にして、同じようなくじ引き試験をフィンランドで行ったら、ベータカロチン摂取群は、摂取しない群より肺がんの発生が18％増えてしまった。中国のような、地域によっては栄養が偏《かたよ》っているという国の結果は日本では通用しません。２つの治療法があって、その優劣を比べるなら、国のちがいは無視していい場合が多いけれど、予防医学はその国の特殊性を考えないといけません」

免疫力《めんえきりょく》を高めるとがんも元気にしてしまう？

Dr「免疫力というのは、細菌が侵入してきた時に、リンパ球などの白血球がそれを殺すことが代表的なもので、自然の治癒力《ちゆりょく》と言ってもいい。皆さんは、免疫力が高くなれば大丈夫だろうと思っているでしょうが、免疫力を高めると、逆にがんの転移能力も高める可能性があるんです」

☺「えーっ！　そうなんですか？」

Dr「血液の中を流れているがん細胞は、1個ずつバラバラのうちは、流れの中でぶつかったりしてつぶれたりするんですが、10個から20個かたまりになってくると、いろんな臓器《ぞうき》の毛細血管《もうさいけっかん》にひっかかるようになります。その場合、リンパ球ががんを異物と認識してとりついて、がん細胞どうしをくっつけてしまう可能性があるから、免疫力を高めると危《あぶ》ないのかもしれません」

☺「おだんごにしてしまうんですか？」

Dr「そうです。毛細血管というのは、細胞1個くらいしか通さない細さだから、1個なら通りぬけるのが、かたまるからひっかかる。

それから、白血球の数を増やすなどの目的で、ある種のサイトカインを使ったりすることがあります。サイトカインは、細胞の増殖《ぞうしょく》をたすけたり抑制《よくせい》したりする物質で、リンパ球の数を増やしたり、異物としてのウイルスを殺したりする働きがあるので、がん細胞を抑制するかもしれないと言われています。しかし逆に、使い方によっては促進《そくしん》するとも言われています。あるボタンを押してしまって、がんの増殖能力が高まるかもしれないわけです。免疫療法の研究はずっとされてきましたが、うまくいっていません」

☺「イギリスで1つくらい成功しているとか？」

Dr「いや、本当に役に立つ免疫療法はいまだにありません。現役の大学教授や、元教授の肩書きのある人が、高額の料金を取ってリンパ球療法を実施していますが、有効性は証明されてないから、一種の詐欺《さぎ》です。

だいたい、がん治療において『有効』とか『期待できる』というのは、ほとんど無効と読めばいいかもしれないくらい、期待できないものなんです」

☺「私もがんに関するトピック記事を読んで『今後に期待される』と書いてあったら『今はまだほとんど期待できない』と読みかえ、『思うような成果はあがっていない』とあったら『いずれは打ち切られるんだ』と読みかえてます。現在、知らずに実験台にされている人はかわいそうだなと思いながら。脚光を浴びて登場しながら、いつのまにか廃《すた》れてしまう研究とか治療法っていっぱいありますよね」

☺「転移後の遺伝子《いでんし》治療の可能性が新聞に載ってましたけど」

Dr「今も、将来的にも、意味がないでしょう。1センチのがんで10億個のがん細胞があるのですが、10億個の遺伝子を変える方法はありません。つまり、そこへ別の遺伝子を運ぶ方法がない。たった1個のがん細胞が残っていても再発する可能性があるから、理屈《りくつ》の上でも否定《ひてい》ですね」

☺「なんだか、がっかりしましたけど」

☺「放射線と併用したり、抗がん剤と併用すると効果があがると言われている温熱療法はどうなんでしょう」

Dr「米国では、成績を改善させる見込みがないということになって、政府援助が打ち切られました」

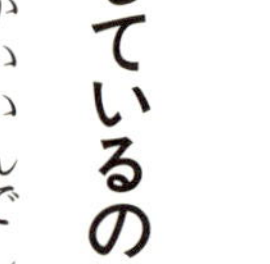

めざす作用は不明、はっきりしているのは副作用

☺「健康食品とか自然食とか、したほうがいいんでしょうか？」

Dr「人間の体について、わからないことは山ほどあります。ある食事をしてその人が健康になるかとか、寿命《じゅみょう》が長くなるかとかは全然わかりません。わからないことをわかったように言うのはまじない師です」

☺「でも、それを家族にわからせるのはすごく難しいんですよね」

Dr「それは、日本全体、社会全体が賢《かしこ》くならなければしょうがないでしょう。アメリカでは、新しい治療法をしようと思っても、許可がないとできません。許可のない治療法を行うと、患者も罰せられるので、国内では許可されない治療をメキシコまで行って受ける人も出てくるわけです。だけど日本では、医者の免状《めんじょう》さえあれば何でもできます。医者が音《おん》頭《ど》をとれば、サメでもリンパ球でもフリーパスです。

どんな食品でも、薬品でも、自然の生薬《しょうやく》でも、何にでも薬理作用《やくりさよう》があるとは思います。

みんなそれを都合よく考えて、めざす作用とか、がんを抑制《よくせい》する作用ばかりを信じてしまう。

　めざす作用は確かにあるかもしれません。たとえば、悪性《あくせい》リンパ腫《しゅ》などによく効《き》くビンクリスチンという抗がん剤は、植物からとりますが、それは精製《せいせい》して多量を使っているからこそ効くわけです。1つの生薬《しょうやく》は、何千、何万という種類の微量《びりょう》成分から成っています。ある1種類はがんを小さくする効果を持っているとしても、多数の成分の中で埋《う》もれてしまって、それがとても、あの力の強いがんに効くとは思えません」

☺「たとえがんに効かなくても、目的は健康になることです、という人もいるんじゃないですか？」

Dr「何が健康なのか、健康の定義もはっきりしないのに、そんなわけのわからない成分でどうして健康になれるのか。目的がはっきりしなくて、到達する手段もはっきりしない。めざす作用は曖昧模糊《あいまいもこ》としている。はっきりしているのは副作用。ぼくが、がんに効くという民間療法に反対するのは、民間療法の薬には数千から数万種類の成分があって、目的とする作用以外の作用のすべてが副作用になるからなんです」

☺「でも、だからこそ、生薬はいろいろ混ぜて使いますよね。そうして副作用を分散させていると言えませんか。抗がん剤とか薬とか、精製したものが一番強くて危険なんじゃないですか？」

Dr「もちろん。しかし、だからこそ抗がん剤としてがんを殺せるのです。長期間使うのは危険だからこそ、短期間でがんをたたく。抗がん剤は毒薬だけど、どんな副作用が出るか、ある程度、患者さんの『人体《じんたい》実験』で済んでいるからこそ使えるのです。副作用の出方を見て加減《かげん》ができる。生薬のように、多数の成分だと、それぞれの成分の副作用はわずかでも、その総和となると、大きくなりかねない。どんな副作用が出るかわからない。はっきりしているのは、抗がん作用はうすまっていて弱い、ということ。

そして、どんなものも、抗がん作用があるとは限らないのに、それ以外の作用はしっかり存在するから、『患者さんの命は縮《ちぢ》みました』となりかねない。がんが仮に小さくなっても、比較試験をしていないから、寿命《じゅみょう》が延びたのか、副作用によって寿命が短縮したのかわからない。6ヶ月が1年になったのか、逆に2年が1年になったのか」

「民間療法で『私は治《なお》りました』という人がいますね。あれはどうなんですか？」

「民間療法は『治った』という人だけ報告して、治らなかった人は報告しないでしょ。それに『治った』という人も本当にがんだったかわからないわよ」

Dr「そうですね。『治った』というのは、がんではなかったのがほとんどでしょう。高い金取って血液検査して『あんた、がんだからこの薬飲みなさい』なんていうインチキまである。本当はがんじゃないから、みんな長生きしているんです。ぼくも民間療法の本を買いこんで調べました。よくあるパターンは、『がんは小さくなってきました。とってみたら別のものに変わっていました』というんだけど、最初に組織検査をしていないから、本当にがんだったかわからない。最初から別のものだったんじゃないか。それから『小さくなった』と書いてあるのも、よく読むと、放射線をやったり抗がん剤を使ったりしています。

リンパ球療法では、『完全治癒《かんぜんちゆ》』したと書いてあったりする。がんが小さくなったり消えたりしても、ふつうは『反応』という言葉を使う。それを、治《なお》るか治らないかわからないうちに『完全治癒』と言うなんて、医者のくせに言葉の使い方からして、いい加減です」

同じものばかり食べると危険？

Dr「人間はたくさんの副作用の中で生活していますが、いろんなものを少しずつ食べることで、その副作用を上手に分散させて生きてきました。それを突然、特定のものだけを長期間摂取するのは危ない。これは、民間療法や健康食品にも当てはまることとして覚えておいてください。人間の体というのは、ある1種類の物質を長期間、大量にとることには慣れていません。どんな食べ物であっても、どんな薬であっても、長期間とり続けると、体の調子というのは必ず変わります。いいほうに働くという保証はなくて、たいていの場合は悪いほうに、裏目《うらめ》に出ると言えます。

１つのものを長期間服用した場合の危険、とくに、微量《びりょう》成分による副作用があった時、どんな危険があるかを示す1例が、『トリプトファン事件』です。

アメリカで、アミノ酸であるトリプトファンを健康食品として使っていたところ、日本のメーカーが供給したものの中に、化学分析しなくてはわからないような、ごく微量の物質が製造過程でまぎれこんで、それを服用した人たちに、筋肉痛や皮膚硬化《こうか》が生じ、主として末梢《まっしょう》神経障害のために30人近くの死者が出ました。たてつづけに患者を診《み》た医者が気づいて事件になりました。日本で事件にならなかったのは、医者たちの臨床《りんしょう》能力が低くて、同様のケースを診ていても気づかなかった可能性が高い。

また、漢方薬のやせ薬を処方していたベルギーの診療所で、末期の間質性腎不全《かんしつせいじんふぜん》で透析《とうせき》におちいる女性が多発したという事件もありました。欧米では、特定の病気は専門病院で治療されるから、患者が集中して疑問に思った医者が調べて事故がわかったんです。

日本でも、痔《じ》や肝臓《かんぞう》の漢方薬で、肝炎《かんえん》になったり劇症《げきしょう》肝炎になったケースが新聞に載《の》りましたね。日本では昔から漢方薬を使っていたのに、最近までわからなかったのは、処方《しょほう》していた医者も製薬会社もいいかげんだった証拠です。

ぼくの患者さんの中には、タヒボ茶で全身の皮膚がズルリとむけて死んだり、メシマコブで再生《さいせい》不良性貧血《ふりょうせいひんけつ》になって死んだ人がいます。アガリクスも死ぬことがあると聞きます」


「まあ、こわい」

Dr「ぼくは皆さんに、抵抗力の増進をはかるより減退《げんたい》を防げと言いたいです。皆さんは、がんにかかったのだから、自分の体には何か欠けている、何かつけ加えないといけないと思っているのでしょう。だから予防が必要だと。しかし、そんな必要はないんです。がんは成人病で、身内《みうち》から起きたのですから、外から何かしてもしょうがない。自分の生活を見直すくらいですね。よぶんなことをしないに尽きます。民間療法や病院での過剰治療など、体によぶんな治療から自分を守るつもりでいてほしい」

😊「私も、食事とか運動とかストレスとか、生活を見直すことが、いくらかでもがんを防ぐ助けにはなるんじゃないかと思っています。もちろん、それだけでがんを防ぐことはできませんけど」

民間療法も『作用』があるなら『副作用』があるはず

😊「丸山ワクチンは副作用がないと聞いてますが？」

Dr「きちんと調べれば副作用があるはずです。作用がある(効果がある)という以上は。

世の中のものは、みんな主な作用と副作用があります。大事なことは、その両方を調べることです。えてして主な作用のほうは『がんが小さくなった』とは書いてあるけれど、副作用が書いてません。調べてもいません。西洋医学の場合は、他の治療をやっていると、どれが効いたのかわからないから、ある1つの治療だけやって無治療群《むちりょうぐん》と比べます。だけど、民間療法の場合は、無治療群をつくって比べていない。『効いた、効いた』と言うけれど、何と比べてなのかわからない。そういう初歩的な研究手法の誤《あやま》りなんです。

また医学はパチンコと同じで、上から球が入ったらジャラジャラ出てくるように、治療して治ればいいとも言えますが、やっぱり大切なのは治るプロセスがどうなっているかです。それがわかっていないと、納得もできないし、応用も効きません」

☺「丸山ワクチンも民間療法なんですか？」

Dr「そうです。人を対象としてきちんと調べていない点において、民間療法と同じです。また、漢方《かんぽう》もそうです。西洋医学の医者も、漢方薬を使っていると民間療法をやっていることになります。漢方に副作用がないというのは嘘《うそ》で、調べていないか報告していないかのどちらか。ぼくは患者さんに勧《すす》めたことはありません」

☺「先生は漢方も認めないんですか？」

Dr「いや、本物の漢方医が生薬《しょうやく》を使って処方する漢方は別です。だけど日本の医者がやる漢方は、自身がしている西洋医学と矛盾します。また、製薬会社が提供するアルコール抽《ちゅう》出《しゅつ》した薬を使っているから、漢方薬といっても本物じゃない」

☺「じゃあ、もう、転移したら、これっていう治療法はないってことですね？」

Dr「つきつめるとそうなんです」

☺「出発点がそこだから、質問のしようがないわね」（一同爆笑）

8　検査はどうするか

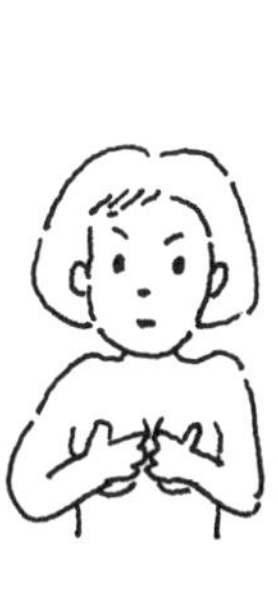

検査のストレス

「私たちが治療後に受けている血液検査は、何を調べているんですか？」

Dr「白血球数や肝機能《かんきのう》など一般的な検査と、CEA《シーイーエー》などの腫瘍《しゅよう》マーカーを調べています。ぼくは、治療前に血液検査をしたら、あとは、何か問題があった時に調べる程度。腫瘍マーカーを含め定期的な血液検査はしていません」

「定期的に検査すれば、再発や転移が発見されて、役に立つんじゃないんですか？」

Dr「乳がん術後の患者を対象としたイタリアのくじ引き試験があります。複数項目を定期的に検査するグループと、検査しないグループに分けて調べたところ、生存率が変わらなかった。同じようなくじ引き試験がもう1件ありますが、それも生存率は同じでした」

「私は、自分の体の状態を、検査数値として把握《はあく》しておきたいんです。たくさんの項目を調べれば、もっと体の中が見えるということはないですか？」

Dr「たとえば白血球でも、たぶん皆さんには誤解があります。欧米での健康人を対象とした大規模な調査の結果では、白血球数が少ない人のほうが少し長生きしています。白血球数が多い人は、ストレスが多くて体が白血球を動員して闘《たたか》っているのかもしれません。ただ、その調査でも寿命《じゅみょう》は大差ありません。ですから、この調査結果も、白血球数の多い少ないを気にしないで、検査値に一喜一憂《いっきいちゆう》しないための教訓《きょうくん》と受けとってください。

血液を健康な時に調べてみても、その値にはあまり意味がないのです。検査値は、その人の顔つきみたいなもの。顔つきがそれぞれちがうように、血液検査の値も人によって高い低いがあるのは当然なんです」

「でも、その人なりの正常値ってありますよね。白血球数なんかでも、ふだん4千5百くらいの人が1万になればおかしいとわかるように」

Dr「そう。経過をみていくのは意味がある場合があります」

「血液を調べて、『あなたの体にはがん細胞が残っているから、この薬を飲みなさい』なんて言って高価な検査代や薬代を取る民間療法がありますね。そういうのにひっかからないためにも、ちゃんとした検査データを持っていたら安心できるんじゃないですか?」

Dr「日常診療では、血液中にあるかどうかもわからないがん細胞を見つける努力はしません。それをわざわざ『しましょう』と言う医者がいたら、まずインチキだと思わなきゃ」

「でもよそではもっと検査しますよ」

Dr「なぜたくさんの検査が行われるかというと、患者のためというより、病院が経営上の利益をあげるためということがあります。また病院によっては、検査代が増えると、歩合《ぶあい》制《せい》で医者に還元《かんげん》するところもあります。骨《こつ》シンチが1回6万円もするのに、乳がんの温存療法時の放射線治療は、数年前まで、25回分全部合わせても10万円にしかならなかった。これなら、治療患者を増やすより、骨シンチを増やしたほうがもうかることになります」

☺「私の知り合いの医者も『患者さんが検査したがるのをハイハイと言ってしたら、病院はもうかるけど、患者さんにとっては利口《りこう》な方法ではないよ』と言ってました」

Dr「数値を把握《はあく》して、それがその後の治療に役に立つならいいですが、何の展望もないのに、やたらと検査ばかりする医者がいます」

☺「先生はどうしてそんなに検査するなって言うんですか？」

Dr「検査の与えるデメリットやストレスを気にしているからです。結果が出るまでに1、2週間かかったりすると、その間とても気になる。前の晩から眠れないという人もいます。検査結果を待つ数十分が耐《た》えられないと言う人もいます」

☺「でも、心配してるより、検査してなんでもないことを確認したほうが私はストレスは減ると思うから、診察に行くんですけど」

Dr「検査をすると、本当はなんでもないのに、何かおかしいと指摘される人がたくさん出てきます。その時の不安や恐怖はすごいですよ。さっき紹介した2件のくじ引き試験では、採血《さいけつ》検査、肺のレントゲン撮影《さつえい》、超音波《ちょうおんぱ》検査、骨シンチなどを定期的にしても、生存率が変わりませんでした。米国臨床腫瘍《しゅよう》学会のガイドラインは、それらを用いた定期検査は勧《すす》められないと明言しています。最近、厚生労働省の研究班が『乳がん診療ガイドライン（案）』を発表しましたが、やはり、推奨《すいしょう》できる術後検査はないとしています。専門家集団が、自分たちの収入が減るのに『○○をしても意味がない』と言う時は、正しいと思っていい。ぼくも、くじ引き試験の結果を知ってからは、視診《ししん》・触診《しょくしん》以外の定期検査は一切やめてしまいました」

☺「私の友人が手術してもらった外科医は、ひんぱんに検査をするそうです」

Dr「欧米の外科医は、前述したガイドラインが出てからは、乳がんの手術が終わったら、次の予約を1年後に入れるそうです。しかし、アメリカで専門医資格を取った外科医でも日本に帰ると、術後にマンモグラフィ、超音波、胸部《きょうぶ》レントゲン撮影、採血など、フルセットの検査を年に4回もしている。これは経営目的としか言えません」

転移は自覚症状が出てから対処すればいい

☺「私のような小さなお乳だと、マンモグラフィの検査で、両側からぎゅうぎゅう押されるのは痛くていやなんですよ。それに日本人のオッパイは脂肪が少ないから、手で触《さ》わっても十分、再発はわかると思うんですけど」

Dr「同感です。『再発を見つけるのは医者の責任だ』という医者もいますが、ぼくの経験では、乳房内の再発は患者さんが自分で見つけてきます。1～2センチになればわかります。無症状の時に早期発見するメリットはほとんどないですから、症状が出た時で十分。それでまにあいます。お乳のシコリでも、どこか他の痛みでも、ふつうでないことを自覚したら、1週間は待って、それでも悪くなるようだったら受診してください」

☺「その間に次々と転移したりしませんか？」

Dr「確かに、転移がんからさらに転移する可能性を完全には否定できません。しかし、前にアメリカのデータで説明したように、乳房への再発が増えても、他臓器《たぞうき》への遠隔転移《えんかくてんい》は増えていなかったのだから、転移がんが大きくなっても、そこから転移しにくいでしょう。もともと居心地《いごこち》が悪くて原発《げんぱつ》がんから家出して、居心地のいい臓器を見つけたのが転移がんですから」

☺「そこからまた家出するとは考えにくいわけですね？」

☺「でも、冒険好きながんだったら？　エネルギーの余ってたがんだったら？」

Dr「まったく転移しないと言っているわけではありません。しかし、仮に転移がんから転移するとしても、それが1センチ、2センチという大きさになって臨床上《りんしょうじょう》問題になるのには5年、10年とかかります。他方、すでに転移しているものは、その転移がんが発見さ

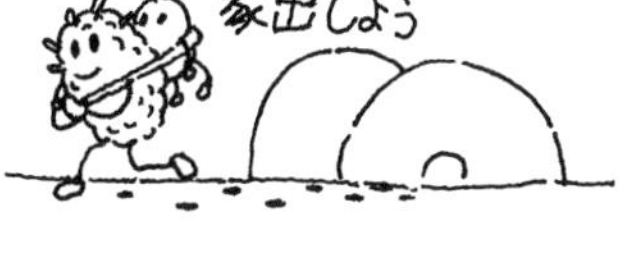

れるずっと前に、すでにあちこちにがん細胞をばらまいてしまっている。そういうものは治療しても治りません」

☺「うーん、治療してもだめなんて言われるとやだわあ」

Dr「いや、すっかり治せないというだけで、痛みを取るなど意味ある治療もあります」

☺「そんなこと言ったって、あれこれ出てきた時には手遅れなんでしょ?」

Dr「でも、水面下にあった転移があとからいっぱい出てきました、となったら、その前の治療は損したことになりますよ」

☺「患者としては、次々と出てきたら、初めに出てきたのを治療しなかったので、どんどん出てきて手遅れになったんじゃないかと思って悔《く》やみますよ。ショックだから、どうしても『あの時見つけていれば』なんとかなったんじゃないかと思うんですよ」

Dr「そこが問題。だからこそ皆さんに、転移のメカニズムを説明したわけです。もし転移が出た場合は、治療前からあった微小《びしょう》な転移が初回治療でたたけなかった場合だから、もっと出てくるのがふつう、と考えないと。転移が1ヶ所にとどまっていてくれることはまれだと。そう考えると、次々と出てくる多発性《たはっせい》の転移は、早く見つけても、症状が出てきた時に見つけても、結局は同じ。早まって手術してもむだになる可能性が高い。むだというより、手術で体力を落とす分だけ、はっきりとデメリットになります」

☺「それは治療法がないから?」

Dr「残念ながらそうです」

無理して早く見つけてもゴールは同じ

☺「そうすると、治《なお》るものは早く見つけなくても治る、治らないものは早く見つけても治らない、ということなんですね。結局、どちらも、無理に早く見つける必要はないと」

Dr「そう。その理屈《りくつ》がわからなければ、ひんぱんに検査して早く見つけることになります。神様から見たゴールというか死ぬ時は決まっていて、早く見つけたら、それからゴールまでの期間、寿命《じゅみょう》が延《の》びたように見えるけど、その人の寿命の客観的な長さは変わらない。早く見つけても悩んでいる時間が長くなっただけかもしれません」

☺「まあ、ハッキリ言いますね」

Dr「うん。ここでわかってもらうしかないですから。ぼくだって、転移した患者さんに面と向かっては、なかなか言えないんですから。こういう機会に言っておきたい」

☺「私たちも『タブーは無しですね』と言ったんだから、しょうがないわね」

Dr「検査しないと心配だという人は、早く見つければ治せるような転移を見逃《みのが》す、また早く見つけないと転移がわかった時にはすぐ死んでしまう、と思って心配しているのでしょう。しかし、転移してもすぐ死ぬわけではないし、見逃しても重大な影響が出るわけではないとわかったはずです。ぼくが、そんなに検査しなくても大丈夫と言うのは、治るものは少し遅れて見つけてもまにあうのですから『大丈夫』と思って暮らしてくださいという意味なんです」

単《たん》発《ぱつ》の転移なら治療できる

Dr「どういう検査をしたらよいか？　つきつめるとほとんどしなくてもいいんです」

☺「でも、単発の転移なら治るんでしょ。だったら早く見つけたほうがいいじゃないですか？」

Dr「確かに、乳房の再発はあまり見つけるのが遅いと再切除の時に大きく切ることになってしまうから、早く見つけることに意味があります。でも、乳房の場合は、検査しなくても皆さんが自分で気づく。

　ぼくのところで温存療法をした1期と2期の患者さんについてみると、10年以内の乳房内再発率は8.4％。くりぬき手術の切除断端《だんたん》がマイナスの場合は6.1％で、断端がプラスの場合は13.2％。乳房内再発時に、調べて他に臓器転移《ぞうきてんい》の徴候《ちょうこう》がなかった人では、再びくりぬき法で手術しても、5年生存率は100％でした。しかし他の臓器への転移については、早く見つけても意味があることは少ないのです」

☺「どこに転移しても同じなんですか？　早く見つけたほうがいいものもありますよね」

Dr「そうですね、確かに臓器ごとに考えないといけません。乳がんからの肺の転移は、たまに1個にとどまっているのがあり、そういうのは早く見つければ治《なお》ることがあります。それまで1ヶ所にとどまっていたくらいですから、これから別のところに転移することは考えにくい。だから症状が出てから対処してもよい。ぼくのところでも数人、肺の転移を見つけて手術したり、三次元放射線治療をしました。むしろ他に転移がない、確実に1ヶ所ということを確かめてから手術したほうがいい。それには、1ヶ所に症状が出たあと、1、2ヶ月様子をみるほうがいいかもしれません」

☺「他のがんでもそういうことはあるんですか？」

Dr「胃がんの部分切除後でも、もう1回胃に再発してきたのを取れば治る場合もあります。進行がんになっていても、他の臓器への転移がなければ、治るわけです。転移の場合には、大腸がんの肝転移が有名で、1個～数個の場合には、全部切除すると治ることがあります。しかし胃がんや肺がんでは、単発の転移はまずありません。乳がんでも、単発の転移は例外的です」

☺「転移の出る人で、そういう単発だけの人は何%くらいですか？」

Dr「ぼくが乳がん3千人を治療してきた中で、数人です。大腸がんでも、肺に単発の転移が生じることがあります。また脳転移も、ごくまれに単発のがあります」

☺「じゃあ、結局、検査で見つけようとしているのは、肺や脳の単発の転移なんですね」

Dr「見つけて意味があるのは、そういうものです。しかし、肺を定期的に検査していて、単発の転移を発見できるのは、5百人〜千人につき1人。つまり役に立つ場合はほとんどありません。そのうえ単発の転移は、育ってから発見しても、治る可能性が高い。さっき話した理由で、その間さらに転移することはないか、少ないだろうから」

☺「じゃあ、医者が何か検査しているのは、気休めみたいなもんなんですか？」

Dr「そう。学会でさえ推奨《すいしょう》できる検査はないと言っているのだから、気休めか経営目的。検査せずに、症状が出てから見つければ十分。次は症状について話しましょう」

肺《はい》転《てん》移《い》は症状が出にくい

☺「肺に転移しても、かなり進行するまで症状は出てこないそうですね」

Dr「そうです。肺に転移しても、熱も出ないし咳《せき》も出ません。血痰《けったん》も少ない。そもそも、痰《たん》自体が出ません」

☺「そうすると、レントゲンを撮《と》らなくてはわからないんですね？」

Dr「そう。転移ではなくて、新しくできた原発《げんぱつ》の肺がんだと、気管支《きかんし》の表面やがんの表面から出血したりして、血が混じったのが出ることがあります。ですから、転移がどうしても心配なら、1年に1度くらい胸部《きょうぶ》レントゲン撮影を受ければいい。だけど、そうして発見される転移は、圧倒的多数は単発ではありません」

☺「咳《せき》が出ると心配になるんですけど」

Dr「咳が出たら、むしろ安心。なぜかというと、定期的にレントゲンを撮《と》っていて見つかるものは、たいていは症状がありません。いきなり咳で見つかることはないので、咳が出ても、風邪と思っていいでしょう。これは乳がんの人ではないですが、なんともなくてレントゲンを撮ったら、びっくりするほど大きい転移があったこともあります。しかしその人は、単発だったらしく、手術したら2度目の転移は出てきませんでした」

☺「症状が出ないということは、生活にはあまり影響が出ないということですか？」

Dr「そう。肺転移は進行するまで、日常生活で苦しくなることはありません」

☺「肺転移で痛みとか、息が苦しいとかは？」

Dr「ふつうは痛みも、呼吸苦《こきゅうく》もありません。1センチくらいの丸い転移がたとえ100個あっても、肺活量《はいかつりょう》はほとんど減りませんから。症状がないということは、だるい、ふらふらする、食欲不振などの全般的な体調に関する、いわゆる全身症状もないということ。苦しくなるのはよほど進行してからです。むしろ、乳がんの肺転移の中でも、がん性のリンパ管《かん》症《しょう》の場合は、レントゲン写真で見るとあまり変化がないのに、呼吸苦が強い。患者さんが非常に苦しがります」（174ページ参照）

転移か新しいがんかの区別は難しい

☺「乳がんの進行が速い人は、肺に転移した時もスピードは速いんですか？」

Dr「そう。だいたい原発《げんぱつ》がんのスピードと同じくらいでしょう」

☺「そうすると、原発がんの進行が遅い人は、転移した時も遅いわけですね？」

Dr「原則としてそうです。ただ、まれですが、15年目に転移して1年で亡《な》くなったという人もいます。だから、転移するまでのんびりだったからといって、転移したあとも必ずのんびりとも言えません」

☺「15年目に転移したがんというのは、新しいがんとは考えられないんですか？」

Dr「前に乳がんを経験していて、他に原発がんがなければ、15年前の乳がんの転移とみなします。ただ、あなたの考えも当たってるかもしれません」

☺「私のかかっていた医師は、自分の診《み》た患者さんのうちでは、一番長くて19年目に転移した人がいたというんですが、『それは新しいがんではないのですか』と聞いたら、『いや乳がんが別の臓器《ぞうき》に転移したものだ』と言うんです。転移したがんの細胞を見て、乳がんと同じ顔つきのものがあるかどうかで判断すると言ってましたが、本当なんですか？」

Dr「そうです。もし転移したがんが前の乳がんと同じ顔つきなら、乳がんから転移したと考えます。でも乳がんは『腺《せん》がん』で、胃がんや大腸がんも『腺がん』ですから、顔つきが似ることがあります。論理的には他のがんが転移した可能性もあるわけです」

「転移がんと原発がんの区別は、どうやってつけるんですか？」

「転移かどうかの区別は、けっこう難しい作業です。がんの組織型《そしきけい》を見ると、『腺がん』の対極に『扁平《へんぺい》上皮《じょうひ》がん』があります。たとえば、肝臓《かんぞう》や脳に扁平上皮がんがあったとすると、この型のがんは、肝臓からは出ないし脳からも出ない。したがって、別のところに原発がんがあって、それが転移したのだろうと考える。

　あるいは、複数の臓器、たとえば乳房と肝臓と脳に同時にがんが見つかったとします。その時、3ヶ所とも取って調べることはできないので、まず手近なのを調べてみます。乳房のがんを調べて、もしそれが典型的な乳がんタイプの組織型なら、肝臓からは出ません。そして脳に原発したがんは脳の中だけにとどまり、まず全身には飛びませんから、それで乳がんが肝臓や脳へ転移したとわかります。このように、複数のファクター(要素)で決めていくわけです」

「私は大腸がん検診でひっかかった時に、転移したのかなと思って主治医に診《み》てもらったら『まったくそんなことはない』と言われました。どうしてわかるんですか？」

「乳がんが大腸に転移することはまずないからです。胃に転移することもめったにありません。がんの種類によって、転移しやすい臓器としにくい臓器があります」

転移しやすい臓器《ぞうき》・しにくい臓器

☺「乳がんが消化器系に転移するとしたら、肝臓《かんぞう》くらいですか?」

Dr「そう。胃や腸には転移しにくい。それから、骨に出るのはまずまちがいなく転移です(骨転移《こってんい》)。だから、同時に他の臓器にがんが見つかっても、骨の場合は転移とわかります。

乳がんの転移が出ないところ、心配する必要のないところを言いましょう。肩より先の腕の皮膚、腹部、足、背中の皮膚には出ません。皮膚の場合は、だいたいが胸に出ます。いきなり背中の皮膚に出た場合には、たぶん手術によってリンパの流れが変わったせいでしょう。温存療法では、ぼくはまだ経験していません。ただし、たとえば肺がんでは、いきなり手の指に転移が出ることもあります」

☺「子宮《しきゅう》には飛ばないんですか?」

Dr「乳がんが子宮に転移することは、まずありません。卵巣《らんそう》にも飛びにくい。子宮がんにかかるとしたら、新しいがんだと思っていい。

また、どんながんも、子宮、膀胱《ぼうこう》、胃、大腸、小腸、食道などへは転移しにくい。肺がんなどは、食道がんや胃がんなど、高い確率で第2、第3のがんになりやすい傾向がありますが、タバコの影響が大きい。乳がんの場合は、他のがんにかかる確率は一般の人と比べて高くはありません」

☺「それは転移ではなくて？」

Dr「そう。まったく新しい原発《げんぱつ》がんが出る率が高くならないということです」

転移の徴候《ちょうこう》となる痛みってどんな痛み？

☺「私は骨《こつ》シンチで黒くなったところがポツポツと見られた時に、『これは規則的なものだから転移ではない』と言われたんですけど」

Dr「肋骨《ろっこつ》の2番、3番、4番と並んで規則的に出たとすると、外力が働いてできた傷だろうと考えます。そうではなく、2番、4番、7番と不規則に出たら、転移かもしれないと考えるわけです。絶対的な証明法ではありませんが。

　鋭敏《えいびん》なところが骨シンチの欠点です。鋭敏なので、満員電車で圧迫されたり、ゴルフで肋骨にひびが入ったのも、ひろってしまう。すると、『これはなんだ？』『異常だ』となる。『異常だけど、がんなのか他の原因なのか？』。医者は頭を悩ますだけですが、患者さんはパニックになります。では決め手は何か。痛みがあるかどうか、ないとしたら転移ではない、となる。結局痛みで区別するなら、順番を逆にして、転移らしき痛みがあってから骨シンチで調べたほうがいいということになります。頭の痛みは、骨への転移ではなく、脳への転移が原因のこともあります。くびの痛み、胸骨《きょうこつ》、脊椎《せきつい》、肋骨《ろっこつ》、骨盤《こつばん》の痛みも要注意」

☺「私は何よりも、骨《こつ》シンチの時にラジオアイソトープ（放射性同位元素）を体内に注入されることがこわいから、ひんぱんに骨シンチをするのには抵抗があります」

Dr「そのくらいに思っていたほうがいいですよ」

☺「痛みがあっても転移ではないことはありますよね。そこの見分けは？」

Dr「それが問題。老化による腰痛があるから、痛みの様子で完全に見分けることは不可能ですが、詳《くわ》しい検査をすれば、だいたいわかります。詳しい検査としては、ＭＲＩ《エムアールアイ》（磁気共《じききょう》鳴撮影《めいさつえい》）をします」

☺「痛みはないのに、定期検査で骨シンチをしたら、真っ黒に写って転移だとわかった人がいるんですけど、痛みがなくても骨転移している場合はあるんですか？」

Dr「あります。だけど、まもなく痛みが出るはずです。50ヶ所、100ヶ所に転移があっても、その全部が痛むわけではありません。

骨の転移で一番多いのは、脊椎、肋骨、骨盤など体の中心にある骨。他のがんでもこのことは共通です。

乳がんの場合には、腕の骨、足の骨、腕や膝《ひざ》の関節、足の指、手の指などに最初に出ることはまずありません。骨の転移があちこちにある人では、足や手の指に出ることもまれにはありますが、いきなり手や足に出る人はいないから、手足が痛んでも心配することはありません。大腿骨《だいたいこつ》の腰に近いほうには、いきなり出ることはあります」

（患者アイコン）「痛みってのは押しても痛い、寝てても痛いんですか？」

（Drアイコン）「痛みがあると、皆さんなんでも心配しますが、転移であれば、だんだん痛みが強くなるはずです。痛みが強くなったり弱くなったりして、数日、数週間たっても、最初の頃とあまり変わりなければ、転移ではないと考えてよい。もう1つのポイントは、指圧《しあつ》をしてみて、不愉快に感じるかどうか。押したりたたいたりしてみて、痛みが増強すれば、転移かもしれません」

（患者アイコン）「骨の痛みかそうでないかは区別できるんですか？」

（Drアイコン）「一般に、がんで筋肉が痛むことはありません。筋肉が痛んだら、何か仕事をしたせいでしょう。筋肉の炎症《えんしょう》なら、腫《は》れるから見ればわかります。指圧のように、押して気持ちがよければ筋肉の痛みです」

（患者アイコン）「転移はずっと痛いもんなんですか？　休みなく？」

（Drアイコン）「だいたい毎日痛みます。ただ、1日の中では、ある時もない時もありえます。昨日あって今日はないこともありえます。また、かなり進むと、かえって痛みが取れる時もあります。肋骨でよくあるのですが、がんが骨膜《こつまく》を破って痛みが取れるのではないかと考えています」

（患者アイコン）「痛む場所は移動しませんか？　たとえば、日によって痛んだ場所がちがう時は転移ではないと考えてよいのですか？」

Dr「痛む場所は移動しないのが原則。だけど、肋骨《ろっこつ》転移の痛みは動くことがあります」

☺「骨に転移した人が、近くの肺や肝臓に転移するのではないかと心配してましたけど」

Dr「隣でも遠隔転移《えんかくてんい》だから、心配いりません」

☺「えっ、『隣でも遠隔転移』って何ですか？」

Dr「同じ臓器内だと、がん細胞が正常細胞の間をくぐりぬけて移動することがあります」

☺「前に言っていた『浸潤《しんじゅん》』のことですね」（96ページ参照）

Dr「そう。ところが、どの臓器も膜《まく》で周囲がおおわれているから、それがバリアーになっていて、がん細胞が簡単に出たり入ったりできません。胸膜《きょうまく》、腹膜《ふくまく》、骨膜《こつまく》、筋膜《きんまく》、みんな膜がバリアーになっています。もし転移するとしても、一度血管に入って、ぐるっと回ってこなければいけないから(血行転移《けっこうてんい》)、そんなに簡単には転移しません」

☺「お隣でもドアをあけてこんにちわ、というわけにはいかないんですね」

Dr「そういうことです」

検査の宿命《しゅくめい》

Dr「検査というものは、正常な人も一定程度ひっかけるという『宿命』があります。
がん治療後の検査でも、症状がない場合には、やればやるほど転移のない人をひっかけることになります。検査というものは、もともとそういうものだと考えていたほうがいい。
　健康な人の検査数値を並べると、値が低いほうから高いほうへと、正規分布《せいきぶんぷ》の曲線になります。この曲線と離れたところから、病気の人の数値が始まっていれば理想的ですが、実際にはそうならなくて、健康な人と病人の境目ははっきりしません。つまり、2つの曲線は部分的に重なるわけです。そこで、どこからを異常とするか、あるところで切って2群に分けます」

☺「あるところって、どこで切るんですか？」

Dr「たいていは健康な人の95％が入る線、つまり『95％レベル』で切って、これを基準値とします。これに入る人を『基準値内』、入らない人を『基準値外』と言うのが正確ですが、一般的には『正常』『異常』と言ったりしています。
　するとどうなるか。がんも炎症もない『正常なのに異常となる人』が出てきたり、逆に、転移を持っている人が正常と判定されたりします」

☺「骨シンチ以外の検査でも、そうなるんですか？」

Dr「検査はみんな同じ。健康な人なのに、あるいは転移がないのに、『基準値外』とされる人をゼロにはできません。そもそも基準値の設定自体がいいかげん。95％で切るのに意味はないのです。100％で切って、そこからはずれた人を『異常』とすれば、まちがいなく、病気のある人だけ治療できます。しかし、95％で切るから、みんな踊らされる。

患者さんたちが口をそろえて『私たちは100％のところを基準値としていい。そこからはずれた人だけを異常としてほしい』と言ってくれれば、もっとスッキリします」

☺「私たちはそんなこと知りませんから、『異常』と出たら、みんなびっくりしますよ」

Dr「1つの検査で5％が異常と出るから、20も30も検査すると、どれか1つはひっかかります。だから、人間ドックへ入ると、みんな異常と言われてしまい、パニックになるわけです。95％以外を基準値外とする『5％基準』は患者を増やしてもうけたいという医者に奉仕するようなものです」

☺「健康な人と病気の人の山が離れて

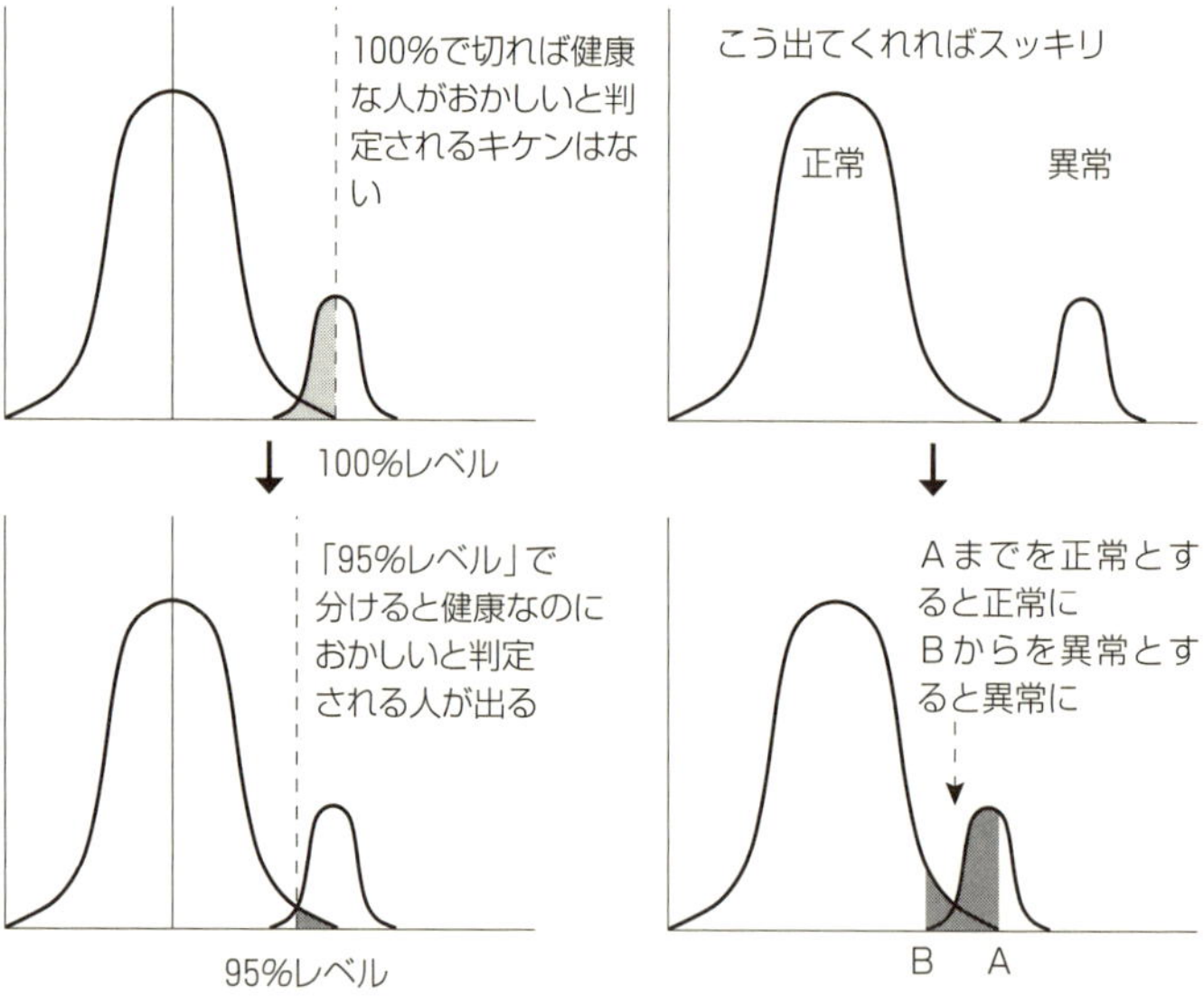

100%で切れば健康な人がおかしいと判定されるキケンはない
100%レベル
こう出てくれればスッキリ
正常
異常
「95%レベル」で分けると健康なのにおかしいと判定される人が出る
95%レベル
Aまでを正常とすると正常に
Bからを異常とすると異常に
B
A

出る検査はないんですか。健康か病気かで、出る値がはっきりちがうような検査はないんですか？」

Dr「努力はしていますが、なかなかそうはなりません。なぜかというと、病気の人の検査値と、健康な人の検査値は、連続しているから分けられないんです」

『腫瘍《しゅよう》のマーカーになってくれたらいいな』という程度

Dr「腫瘍マーカーは、健康な人にもあるものですから、転移がなくても値が高く出ることもあります。患者さんはそうとは知らないから、値が高いと転移じゃないかと思って不安になる。腫瘍マーカーを定期的に検査し始めると、転移のない人をひっかけることが多くなるのです。まして、一度もがんになったことのない人たちに、腫瘍マーカーの検査をしてがんを発見しようなんて論外《ろんがい》。そういう医者がいたら、インチキだと思ったほうがいい」

☺「そんなにあてにならないものなんですか？」

Dr「だいたい『腫瘍マーカー』なんて名前がついていますが、『腫瘍マーカーになる』という意味ではなくて、『腫瘍のマーカーにな・っ・て・く・れ・た・ら・い・い・な』という程度」

☺「アハハハ」（一同爆笑）

「でも、先生は健康な人のことばかり考えてるみたいに聞こえますけど、実際に転移のある人は検査で『異常あり』と出るでしょう?」

Dr「確かに、転移のある人がかなり高頻度《こうひんど》で『異常』と出る検査はあります。しかし、転移を効率よくたくさん見つける検査は、転移がない人もたくさんひっかける。これを『感《かん》受性《じゅせい》が高い検査は特異性《とくいせい》が低い』と言います。逆に必ず『感受性が低い検査は特異性が高い』ということになる。裏腹《うらはら》な関係にあります」

「ジレンマですね」

Dr「そう。感受性の高い検査をするほど、転移がない人をひっかけますから、その人たちの心理的な問題を残すことになります。たとえ転移を検査で発見したとしても、治療して治せなくて、転移がない人もノイローゼにしてしまうとしたら、無意味というより有害でしょう」

「『感受性が低い検査』ってどんなのがあるんですか?」

Dr「乳がんの腫瘍マーカーにはいろいろありますが、CEA《シーイーエー》よりCA《シーエー》15-3のほうが感受性が高い。しかしそれらは、転移があっても高くならないことも多い。腫瘍マーカーがうなぎ昇りに高くなれば、まずどこかに転移があるわけですが、症状が出るまで数年かかることもあります。

　早期がんでは、ＣＥＡはめったに高くなりません。健康な人でもＣＥＡは高くなりますが、タバコを吸っているとなおさら。肝硬変《かんこうへん》、肝炎《かんえん》、腎疾患《じんしっかん》などでも、高くなることがあります。そうでなくて、がんの体験者で数値がどんどんあがってきたら、あちこち転移していることが多く、たいていは治らないんです」

☺「早く見つけるためでないとしたら、じゃあ、なぜ調べているんですか？」

Dr「専門家集団がガイドラインを作って、『定期的に測《はか》る意義がない』『勧《すす》められない』と言っているのですから、それでも測っているのは病院経営上の目的でしょう。一方、転移らしい症状が出た時に測るのは、転移かどうか見当《けんとう》をつけるためです」

☺「それで結局、早く見つけてもむだ、症状が出てからでいいと言っているんですね？」

Dr「そうです。それから、もし転移とわかったあとは、精神衛生上、もう検査はあまりしないほうがいいですよ」

☺「どうしてですか？」

Dr「たとえば、腫瘍（シコリ）が増殖して量が増えるのと比例して、腫瘍マーカーの値は増えてくるんです。マーカーが1週間で2倍になるなら腫瘍も2倍になっている。

　ぼくの患者さんでも、しょっちゅう検査して、腫瘍マーカーの値が検査するたびにぐんぐんあがって『こんなに高くなっちゃった、どうしよう』とオロオロしている人がいます。治す方法はないのに値だけ上昇していくのを見るのはストレスになるだけだし、まして何も自覚症状が出てないのに、おびえてしまうのは馬鹿げています。

全身の転移がいっぺんに見つけられるPET《ペット》検査にしても同じです。
肺のレントゲン撮影でも、複数の転移が見つかって、とりあえず治療はしないと決めたら、次に症状が出てくるまで、レントゲンを撮《と》らないという手がある。転移が大きくなるところを見なくて済むからストレスが少ない。そうしている患者さんも何人もいます」

レントゲン検査で放射線を浴びても大丈夫？

☺「放射線は体内に蓄積《ちくせき》されると聞いたんですけど、乳がんで放射線治療した私たちは、肺のレントゲンを毎年受けていていいんですか？」

Dr「一般論としていえば、レントゲンはなるべく浴びないほうがいいでしょう。日本では毎年数千万人が職場健診やがん検診で放射線を浴びていて、これによって、白血病などを含め多数の人が発がんしていると考えられます。
　ただ治療後は、必要があってレントゲン検査をする場合もあります。その場合には、利益が不利益を上回るでしょう。だけど、何にも症状がないのに、定期的にレントゲン検査を受けていると、不利益が上回るかもしれません」

☺「もしかしたら、自分のがんがそれによって発がんしたということはわかるんですか？」

Dr「いや、個別のがんについてはわかりません。これはあくまでも統計的確率的に割り出した数字ですから。日本の医療被曝《ひばく》は世界平均の4～5倍、イギリスの8倍。原爆被爆国として放射線はこわいと言っていながら、医療被曝には無頓着《むとんちゃく》で、検査に関しては欧米と日本ではずいぶんちがいがあります。ある線量を多数にかけたら何人が発がんして亡くなるかという推計がありますが、この前計算してみたら、日本では毎年1万3千人が放射線発がんで死亡している結果になりました」

☺「ええっ、そんなに多いんですか？」

Dr「ただ、発がんの可能性があるからといって、がん治療の放射線照射を拒否するのは本《ほん》末転倒《まってんとう》でしょう。乳がんの乳房温存療法で放射線治療をしなければ、乳房内への再発率が数倍になって、再治療で乳房を失う可能性が飛躍的に高くなりますし、食道がんや子宮頸《しきゅうけい》がんで放射線治療を断れば、手術になって、よりひどい後遺症《こういしょう》を残すことになります」

☺「最初の乳がんの治療で線量を決定する時に、許容量《きょようりょう》というのはないんですか？」

Dr「放射線治療の長い歴史の中で、これ以上かけないほうがいいという線量はわかっています。検査では、一生に浴びることができる許容量はわかっていません。毎年検査していても、体で感じるような変化は生じません」

☺「それだけ検査と治療では、格段にかける量がちがうということですね？」

Dr「そう。今問題になっているのは、検査による発がんで、それで命が縮《ちぢ》むかどうかです。検査による利益がなければ、発がんした分は丸損《まるぞん》になります。発がんに関する一番のデー夕は日本人のなんですが…」

☺「えっ、ひょっとして広島・長崎の原爆ですか？」

Dr「そうです。原爆ですぐ亡くなった人は除いて、被爆した人たちが浴びた線量《せんりょう》を計算して、その後どのくらい発がんしたか調べ、そこから、一定線量ごとにどれほど発がんして亡《な》くなるかを割り出しています。

だけど、検査と原爆では、浴びる量にかなりの差があります。原爆で割り出した発がん死亡率が、検査の場合に類推できるかどうか、意見が分かれています。

類推できないとすると、目安《めやす》がなくなるので、一応、原爆での発がん死亡率が、検査による発がん死亡率と正比例するとみなしています」

検査はしてほしい、だけど検査のデメリットが心配

Dr「たとえば、放射線科医、放射線技師、ナースなどの医療従事者が浴びる放射線の限度量は、年間いくらと法律で定められていて、皆さんが乳房に浴びた量の千分の1くらい」

☺「でも、医療従事者は毎年浴びていきますよね」

Dr「一生懸命防護しているから、一生かかっても、許容量の1年分にも達しないはずです。しかし、患者さんに対してはルーズです。ある東大助教授は『医療被曝《ひばく》は問題ない』なん

て医学雑誌に書きましたが、言い過ぎです」

☺「医療者のは変わってきたんですか？」

Dr「そう。だんだん限度量が低くなっています」

☺「きびしくなってるわけですね。その根拠は？」

Dr「原爆の影響がもっと大きかったことが、あとからわかったからです」

☺「えーっ！」

Dr「発がん死亡した人数は同じだけど、実際に浴びた線量はもっと低かったことがわかってきた。それで計算しなおすと、一定線量当たりの発がん死亡数はもっと大きいと訂正されたんです」

☺「技師の人たちは、放射線をセットしたあと、あたふたと出ていきますけど…」

Dr「スイッチを入れない限り放射線は出ません。あれは急がないと仕事が終わらないからです」

☺「治療中は部屋の中にも放射線が飛んでるんですよね？」

Dr「もちろん」

☺「私たちはどうなるんですか。乳房以外のところにもかかってしまうじゃないですか」

Dr「それは確かにデメリットです。だけど、放射線を出さなければ治療になりません。治療にメリットがあるなら、全身に少しかかるのはやむをえないと考えないと」

「私は、検査で転移を早期発見してもあまりメリットがない、と先生から聞いたし、私自身リンパ節に転移がなかったので、今はレントゲン検査も受けてませんけど」

Dr「それが、これまでのエビデンス（医学データ）に一番適合する患者の態度です」

『なんでもない』で済まさないで

「心配になることがあって受診《じゅしん》した時、これはどうなんでしょうと聞いても『ああ大丈夫、大丈夫、なんでもない』って簡単に言われてしまって話ができない状態では、つらいんです。こちらも、診《み》てもらえばいつも原因がわかると期待しているわけではないんですけど」

Dr「医者としては、調べて転移でなければそれでいいだろうという気持ちがあります。すべての症状について、はっきり原因がわかるわけではないですから」

「その時、どこで『なんでもない、オーケーだ』と判断したのかを教えてほしいんです」

Dr「言葉に出せということですね。医者が『なんでもない』というのは、『原因がわからないけど転移ではない』『新しいがんができたわけでもない』という意味です。

患者さんは『この辺がしびれるんですけど』とか『ここが痛むんですけど』とか言って、転移の不安を口にします。医者としては、それを察《さっ》した場合にも、『転移ですか？』と直接聞かれたわけではないので、つい、ただ『大丈夫』とだけ言う。がんでなければ、それでいいだろうと思うし、忙しければ詳《くわ》しく説明する時間がないので、『大丈夫、大丈夫』とだけ言うから、ぞんざいに聞こえるんでしょうね」

☺「私は治療したばかりなので、検査結果が少し心配で、聞くと『大丈夫』『運動不足だよ』とか『心配しても仕方ないよ』と言われてしまう。用事が済んだらすぐに着替えて帰らなくてはと思って、聞きたいことも言いそびれてしまうんです」

☺「私も、変なくだらないことを聞いてと思われたくない気持ちもあるし、先生たちはいつも忙しそうなので、思ったことを言うタイミングが合わないうちに終わってしまう」

Dr「そうでしょ。外来はもっとすいた状態にして、なるべく話せる時間をとりたいと思っています。そのほうが患者さんの満足度も高いだろうし、医者としても楽しい。しかし現実には、朝から始めて夕方まで、80人から100人。再診《さいしん》の人は、1人どうみても5分しか使えません」

☺「じゃあ、リンパ節に転移もない私が、半年に何回も行くなんて申しわけないのかしら」

☺「患者が増えたので、治療後何年もたった元気な私が定期的に行くのは気をつかいます」

Dr「ぼくは以前は、自分の治療した人は1年に1度くらいは診《み》たいと思っていました。でも今は、いつまでも病院通いではなく、どこかで自立してほしいと思っています」

☺「患者としては、がんだったことを忘れたいという気持ちもあるんですよね」

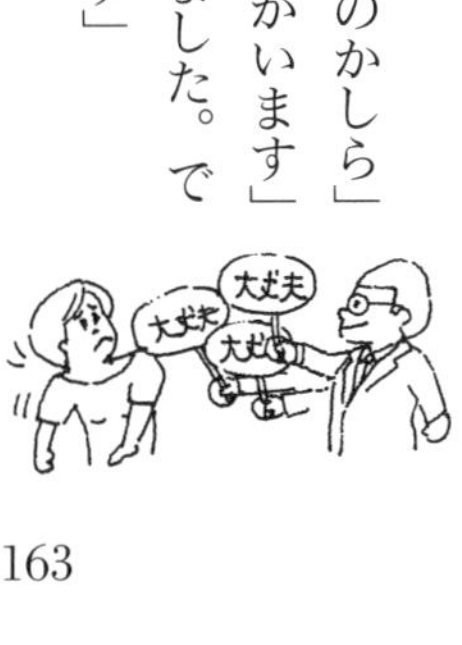

Dr「すっぱり来なくなる人もいますが、それでいいんです」

☺「私は、ふだんかかっている医師に、糖尿病《とうにょうびょう》になる心配について聞いたら、『では、今かかっているがんの医師に診てもらいなさい』って」

☺「私も、何か症状を訴えると『おっかないこと言わないでください』って言われるわ」

Dr「それは医者ががんをこわがっているからです」

☺「腰が痛くて整形外科に行ったら『乳がんの時に乳房に放射線かけているから、腰のほうも骨粗《こつそ》しょう症《しょう》になっている』と言われたんですよ」

Dr「それはナンセンス。放射線を乳房にかけても、腰の骨に影響は出ません。自分の領域外だと、医者もその程度の知識だから、困ったもんです」

診察の間隔はどうしたらいいの?

☺「たとえば、1回検査したあとすぐ具合《ぐあい》が悪くなったりしますよね。胸が痛いとか。でも行ったばかりだし、先生も忙しいようだし、6ヶ月後にしか行けないな、でもそれで手遅れになったらいやだなって…」

☺「私も。検査に行った直後、いつもどこか具合が悪くなる。たぶん、あと6ヶ月は行けないなという心理的圧迫感から来るのではないかと思うんですけど」

Dr「悩んでいるくらいなら、来てください。ぼくが受診の間隔をあけているのは、『異常があったらすぐ来てください』という意味です。いっさい診察・検査をしなくても、再発・転移の率には変わりないし、生存率も変わらないでしょう。ただ、検査は患者さんを不安にするけれど、診察は患者さんを安心させる効果がありますから、遠慮しないで診察を受けてください。医者がよく話を聞いてくれて、視診《ししん》・触診《しょくしん》だけなら、3ヶ月ごとに通うのもいいでしょう。だけどついでに検査されてしまうのでは、レントゲンを浴びたり、不安になるだけ損《そん》をすることになります」

☺「私は、検査で転移を早期発見してもあまりメリットがない、と先生から聞いたし、私自身リンパ節に転移がなかったので、今は診察を1年に1度しか受けていませんけど」

Dr「それでいいんです。いろいろな検査をひんぱんにくり返すメリットはないですから」

●手術から転移までの期間分布

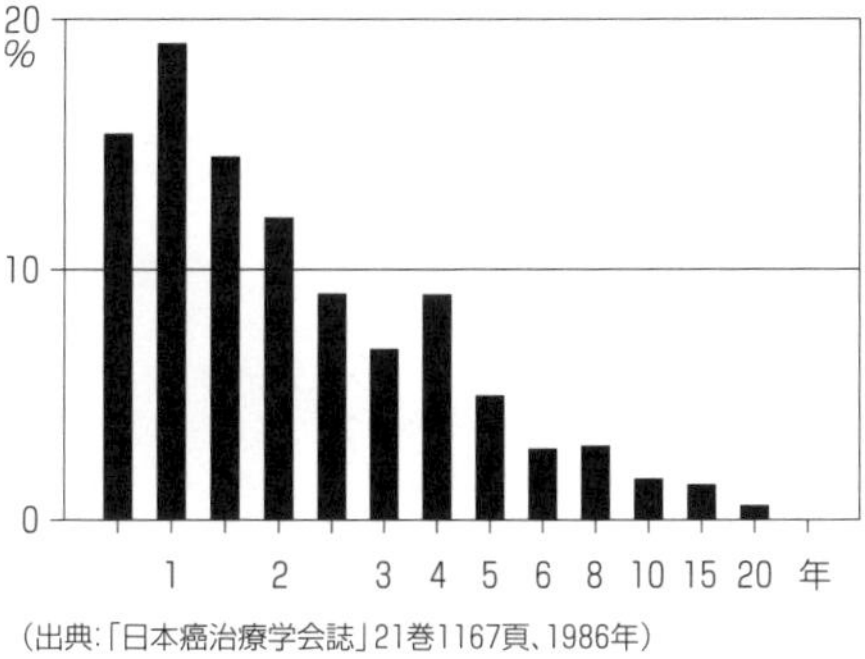

全国調査では乳房全摘手術後に転移が出現する時期は圧倒的多数が５年以内。とくに２年以内が多く、１年ごとに少なくなっていく。

（出典：「日本癌治療学会誌」21巻1167頁、1986年）

☺「私は、心配しても仕方ない、その時はその時という気持ちで、子育て、家事と充実した毎日を心がけています。定期的に検査しても、先生からよく話を聞いても、不安なものは不安で消えるものでもないと思うから」

☺「私は頭痛持ちなんでこだわるんですけど、転移の頭痛ってどんな痛みなんでしょう?」

Dr「ぼくも体験したわけではないから、痛みが1人1人ちがうのか、同じ痛みだけど、がまん強さが1人1人ちがうのか、それとも表現力がちがうのか。どういう痛みかと言われても、うーん。今までの人生体験を総動員して判断してほしい。今までになかった痛みだったり、よくわからなかったら診察に来てください」

☺「医者から見たら同じと思っても、患者から見たら、自分の体に起きていることを知っておきたい、知らないうちに転移していたというのはショックですよね」

Dr「そうでしょうね。だからといって、転移を見逃《みのが》したから治らなくなったわけではありません」

☺「でも、それを家族にわからせるのは難しいんですよ」

Dr「ほんとにそうですね。本人にわかってもらうのさえ大変なんだから。再発・転移がまだ起きてない人とこういう話をすることはあっても、実際に再発・転移してしまった患者さんと、こういう話はなかなかできません。

　長く医者をやっていても、患者さんがどういう治療や診察を希望しているのかわからなかったんです。そこで反省してこういう話をする機会をつくったんですから、その辺わかってほしい」

☺「批判しているわけじゃないんです。『治療法はないですか』と聞いて『ありません』と言われると、患者としては、もう来ちゃいけないのかな、と思ってしまうんですよ」

☺「そうそう。症状が出てからでないと、先生にもう診てもらえないと思っている人はいるんですよ。患者も家族も」

Dr「ぼくとしては、『現在のところ何も症状がないんだから、ふつうに生活していればいい。症状が出たらいつでも取ってあげるからね』というつもりで言っているんですけどね。言葉が足りないかなぁ」

☺「やっぱり、そこまで口に出して言ってもらわないとわからないし、気休めでも、栄養剤かビタミン剤でも出してもらえば少しはちがうと思うわ」

☺「そうよね。症状が出てなくたって、薬がなくなったからということで、また行けるし」

Dr「うーん。医者の顔を見て安心したいのかな。でも、ぼくとしてはしょっちゅう来てもらうのは気の毒だと思うし、治す方法がないというのに、症状が出ないうちから、検査数値ばかり気にかけさせてオロオロさせるのもかわいそうだと思って。ぼくたちは検査のために生きているわけではないでしょ。病気に多大な時間とお金をとられることは損《そん》だと思うんですよ」

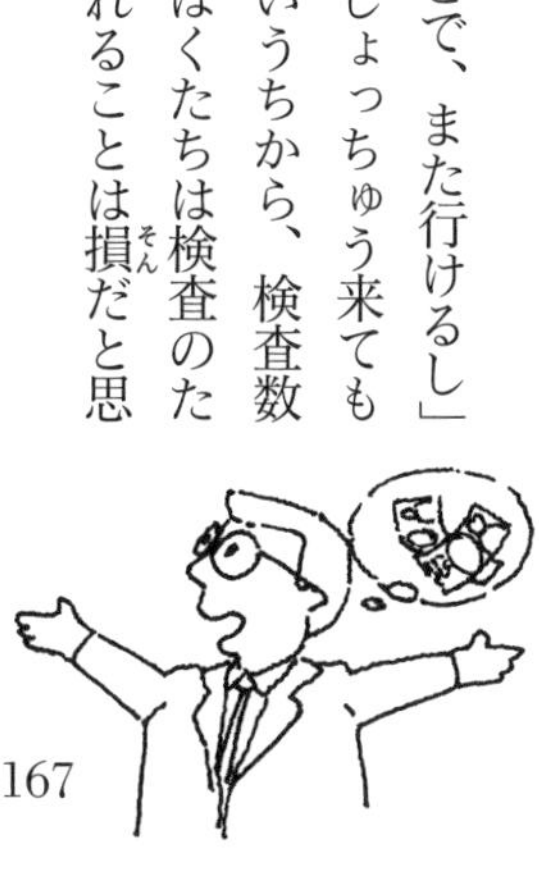

9 もし再発・転移したら

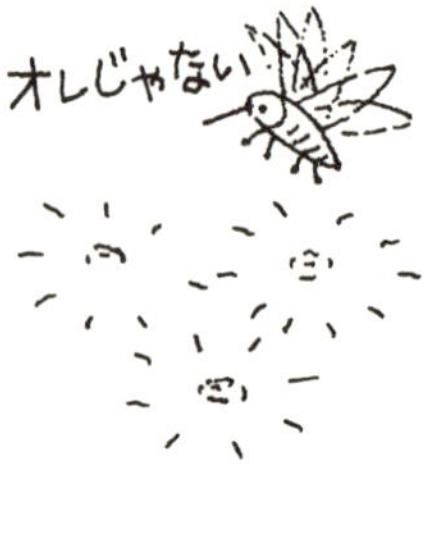

乳房に再発・転移したら

Dr「乳がんの場合、再発・転移の徴候《ちょうこう》としては、まず、温存手術して乳房が残っている場合は、だいたいはシコリが触《ふ》れてきます。最初の時と同じです。
温存手術後は、メスが入ったあとがいったん硬《かた》くなります。放射線開始の頃から硬くなり始めて、放射線治療が終わる頃がピーク。乳房全体が硬くなる人もいます。でもその後、半年、1年とたつうちに、だんだん軟《やわ》らかくなります。放射線の影響で倍近くに乳房が腫《は》れあがる人もいますが、いずれ引いてきます。ところが、いったん軟らかくなり始めたあとで、途中からまた硬いものが出たり、もう1回腫れてくるのは要注意」

☺「再発の場合も、乳首から血が出ることはあるんですか？」

Dr「たまにそういう人がいますが、珍しいです。
乳房を全部切除した場合（全摘《ぜんてき》）の再発は、乳房のあった周辺の皮膚に1、2ミリの硬いのがポツッと出てきたりします。

　乳房を切除した時も温存した時も、シコリが1つだけ出る時は、そこだけの再発のことが多く、それは取ってしまえば治ります。数ヶ所ポツポツと出たり、皮膚が虫にさされたように赤くぼうっとなって、かゆみもないのは要注意。乳房全体が硬くなって、ワアッと広がったりしているのは、たいていは他の臓器《ぞうき》への転移(遠隔転移)を伴っています。ハルステッド手術のあとに胸壁《きょうへき》に出てくる再発は、99%他の臓器への転移を伴っています。全摘でも大胸筋《だいきょうきん》を残した時は、他の臓器への転移を伴っていない場合もあります。

　再発しても、転移を伴っている場合は、切らないほうが進行が遅《おそ》いように思います」

☺「乳房の中に再発したのが、ワアッと乳房全体に広がってもですか?」

Dr「そうなっても、そこで乳房を切除してはだめだと思う。なぜかというと、初回治療で乳房を切除して、その傷あとへ再発してきた場合、周りに広がって手がつけられないことが多いんですが、乳房が残っている場合は、周りの皮膚へはあまり広がりません」

☺「どんどん大きくなってもですか?」

Dr「そう。メスの入っていない皮膚は、がんが広がるのを防ぐ防波堤《ぼうはてい》のようになっています。筋膜《きんまく》や骨膜《こつまく》が侵入を防ぐバリアーになっているみたいに。

『元の臓器に再発しても切らないほうが広がらない』というのは、他の臓器のがんでも言えるでしょう。すでに他の臓器への転移がある場合は、そこだけ切ってもむだだし、切って広がるとひどい状態になりますから」

☺「でも、患者はほっとくことに耐《た》えられますか？」

Dr「ぼくは、ワアッと広がるタイプの乳がん再発もたぶん日本一数多く経験していると思いますが、こういう事実や理屈《りくつ》を聞いて、乳房切除を希望した人はいません」

☺「それで実際に、他の臓器に転移が出てきましたか？」

Dr「数ヶ月以内に全員が出ました」

☺「よくみんながまんできましたね」

Dr「『こんなに大きくなっちゃったけど、ほっとくんですか。切らなくて大丈夫ですか』って心配するけれど、『大丈夫、そっとしておこう』ってなだめて。患者さんは、放射線をかけたり手術してもっとひどくなった状態を想像できないから心配するんです」

☺「患者が納得しないと、むだだと思っても切ってしまう医師もいるかもしれませんね」

Dr「『再手術しなかったから死んだ』と恨《うら》まれたくないからですね。結局いつでも、精神対策を優先すると患者さんの体はひどい目にあう。だから事実を知る必要があります」

肺に転移したら（肺転移《はいてんい》）

Dr「乳がんの場合、肺に単発《たんぱつ》の転移が発見されるのは、5百人～千人に1人程度だと前に話しましたが、肺の転移がそんなに少ないわけではなくて、その何倍も肺転移は見つかっています。でも、それらは両側の肺に複数個の転移が広がっている、いわゆる多発性《たはっせい》の転移ですから、手術は意味がないのです」

☺「もし多発性だったら、どうするんですか？」

Dr「『そっとしておく』、『抗がん剤やホルモン剤などの全身療法をする』、『放射線治療をする』の3つの方法がありますが、放射線治療はたいていよくない。

なぜかというと、たとえば1センチのがんに放射線をかけるには、4センチくらいの照《しょう》射野《しゃや》を設定しなくてはなりません。これでだめになる肺の体積は4×4×15(厚み)＝240立方センチ。1センチのがんをやっつけるために、240立方センチも照射しなければなりません。かけた部分は呼吸機能を失う可能性があるので、いくつも転移がある場合、全部に徹底的に照射していくと、呼吸面積がすごく減少してしまうんです」

☺「呼吸が苦しくなってしまうんですね」

Dr「そう。ただ、あとで説明しますが(174ページ)、転移で呼吸苦《こきゅうく》がある時に少量の放射線をかけると、呼吸苦が取れることもあります」

☺「抗がん剤は？」

Dr「抗がん剤では治りません。副作用や毒性のことを考えると、ホルモン受容体《じゅようたい》があるなら、ホルモン療法のほうがいいです。

ホルモン受容体がなかったり、ホルモン療法が効《き》かなくなってきた場合には、抗がん剤治療を検討することになります。それで転移が小さくなって、呼吸困難が取れることもあります。しかし、肺転移はかならずまた増大しますから、前と同じ呼吸苦の状態に戻ってしまう。前に話したように（67ページ参照）、転移に抗がん剤治療をした人たちの生存期間は、100年前の無治療《むちりょう》の人たちと同じというデータもありますし、副作用や毒性もあります。医者のほうからお勧《すす》めできるような治療法ではありません」

☺「単発《たんぱつ》の転移だったら、手術で治《なお》るわけですね？」

Dr「そうです。単発なら以前は手術をしていました。だけど最近は、1個なら、『定位《ていい》照射』あるいは『三次元《さんじげん》照射』という方法で治療します。転移病巣《びょうそう》に精密《せいみつ》にねらいを定め、リニアックで照射します」

☺「あっ、それ聞いたことあります。『ピンポイント照射』って言うんでしょう？」

Dr「そう。病巣に高線量《こうせんりょう》をかけられるので、再発はほとんどありません。ごく狭い範囲の正常組織しか照射しないから、後遺症《こういしょう》の心配もほとんどありません。この方法ができるなら、手術は受けないほうがいいと言える時代になってきました（植松稔著『明るいがん治療――切らずにピンポイント照射』三省堂、参照）」

☺「手術しても、また出ることがありますよね」

Dr「そう。転移が1個と思っても、別のが肺や他の臓器に出てくることが多い。ぼくの患者さんの1人も、肺転移《はいてんい》を手術したあと脳に転移が出てきました」

☺「その後どうなりました？」

Dr「定位照射がない時代でしたから、今までのやり方で放射線をかけました」

☺「それで別に症状はないんですか？」

Dr「脳の転移は一度小さくなりましたが、また大きくなって、患者さんがもう手術はいやだというから、そのまま大きくなるのに任せたら、その後マヒが進行しました。慶応病院にしばらく入院して、家族が通うのが大変ということなので、自宅近くの神経病院に移って亡くなられました」

胸水《きょうすい》がたまったら（胸膜転移《きょうまくてんい》）

Dr「転移した場合の治療について、具体的に話しましょう。まず、胸水《きょうすい》の話。

人間の体は、肺の外側に肋骨《ろっこつ》があり、肺と肋骨との間には空間があります。ちょうど鳥カゴ（骨）の中に風船（肺）を入れたようなもので、鳥カゴと風船の間には少しすきまがある。このすきまに面した肺と肋骨の表面が、胸膜《きょうまく》（肋膜《ろくまく》）でおおわれています。

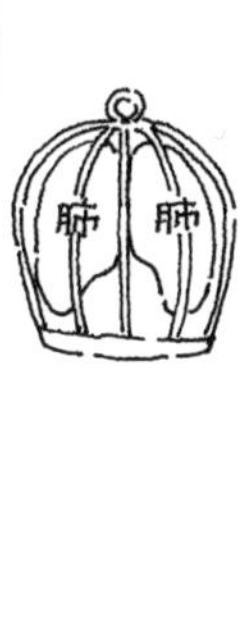

ひとくちに肺の転移といっても、肺そのものに転移するものと、胸膜に転移するものがあり、この胸膜に転移すると『胸水』がたまってきます。『がん性胸膜炎《せいきょうまくえん》』ともいいま

す。
よく誤解されますが、胸水がたまった時、転移は肺の外側にあるわけです」

「肺の中の転移と、胸膜に転移した場合とは別なんですね？」

Dr「胸膜転移の場合は管《くだ》を入れて水をぬくのが基本です。胸水は血性《けっせい》の場合もありますが、非血性の場合と対処法は同じです。ぬいたあと、また胸水がたまって苦しくなったら、またぬく。

別の方法としては、向き合った胸膜2枚を互いにくっつける試みもあります。胸水をぬいたあと、抗がん剤のような刺激物質を入れて、胸膜の表面をザラザラにして互いにくっつけてしまうのです。うまくいけば、きれいにくっつくけど、うまくいかない場合も多い。何日も管を入れておくので、患者は大変ですから、単にぬくだけと比べて優れているかどうかはわかりません。

がん性《せい》のリンパ管症《かんしょう》。これは、肺全体の細かい気管支《きかんし》の壁にがんが入りこんで、気管支の内腔が細くなり、空気が通りにくくなります。1つ1つの転移はレントゲンでもわかりにくいほど小さいけれど、患者さんは大変苦しがる。これは最悪。抗がん剤を使えば一時的に良くなることがありますが、また大きくなってくるし、副作用や毒性があるからだめです。治療を希望する場合は、あまり知られていませんが、両肺全体に放射線を少しだけ照射する手があります。肺全体に1回1グレイで、3回から5回程度照射します。がんを縮小させる力は抗がん剤より強く、副作用がないから、喜ばれることが多い。何度かくり返すこともできますが、総計で15グレイ以上は照射しないほうがいい。呼吸苦に対しては、最後はモルヒネを使うことになるでしょう。しかし少量だと、やはり苦しい。本当に苦しくなったら、意識レベルを下げて楽にしてあげるしかないです」

肝臓《かんぞう》に転移したら（肝転移《かんてんい》）

Dr「肝臓転移が進行すると、目が黄色くなったり、腫《は》れてきておなかが痛くなったりします。肝臓への転移の場合、単発《たんぱつ》ということはめったにありません。乳がんではぼくは見たことがありません。例外として、大腸がんの肝転移では単発が少なくない。しかし、単発と思って手術して、治《なお》るのは3割程度です。

臓器転移《ぞうきてんい》のうち、肝臓に転移した時が一番進行が速いようです。しかし同時に、肝転移で死ぬのが一番楽でしょう。肝臓が腫《は》れてきて、肝機能不全《かんきのうふぜん》になると、肝硬変《かんこうへん》と同じようにボーッとなって眠るように死ねます」

☺「肝臓にがんができた場合、お酒を飲むと促進《そくしん》するなんてことはないんですか？」

Dr「あるかもしれませんが、お酒が好きなら無理してやめなくてもと思います」

☺「肝臓がんの治療法で、アルコール注入というのがありますね。乳がんの肝転移では、そういう治療はできないんですか？」

Dr「乳がんの転移では単発《たんぱつ》ということ自体珍《めずら》しいから、よい対象ではありません。転移でなくて、原発《げんぱつ》の肝《かん》がんなら、アルコール注入は手術よりベターだと思います」

☺「原発というのは、乳がんとは別に、まったく新しくできたがんということですね？」

Dr「そう。原発の肝臓がんの場合は、外科に行くと手術で、内科ではアルコール注入でした。ただ最近は、アルコール注入のかわりに、ラジオ波《は》による焼灼法《しょうしゃくほう》が伸びてきています。がんができた場所にもよりますが、単発傾向なら大腸がんの肝転移にも使うことがあります。それらができないと、原発性肝がんでは、肝動脈塞栓術《そくせんじゅつ》をします。肝臓に行っている動脈をつめて、がんを栄養不足にしようという方法。乳がんの肝転移では、肝動脈から抗がん剤を注入する方法が使えます。ある医者は、『肝転移を治療すると、他の臓器の転移で死ぬことができるようになる』と書いています」

☺「それは治らないということですか？」

Dr「そう。ある1つの臓器に転移がある時に、それをたたけば一時的な効果が得られることがありますが、それでも治りません。あまりポピュラーではないですが、肝臓全体に放射線をかけると、時には劇的にがんが小さくなることがあります。副作用がなくて、その分だけ寿命《じゅみょう》が延びているという感じはあります。でも、総線量《せんりょう》は25グレイ程度までにしておかないと、急性の肝障害が生じることがあるようです」

☺「肝臓だけにかけることができるんですか？」

Dr「肝臓の転移は、肝臓全体が腫《は》れて他の臓器を押しのけながら大きくなっていくから、肝臓だけに照射することができます。それから、肝臓が極端に腫れて痛みが出ることがあります。それは鎮痛剤《ちんつうざい》で対処します。また、肝転移があって腹水《ふくすい》が出ることもありますが、これはあとで話しましょう」

骨に転移したら（骨転移《こつてんい》）

Dr「骨の転移は、痛みがあって、１ヶ所だったら放射線をかけます。ふつうは手術をしませんが、脊髄《せきずい》を圧迫していてマヒが来そうな場合には手術をします。大腿骨《だいたいこつ》が溶《と》けて骨折しそうな場合は、骨の中に針を通して折れないようにして、放射線をかけておきます。

　痛みがない場合には、骨の転移があっても放射線はかけません。転移がある、という理由だけで治療し始めると、際限なく治療しなければならなくなりますから。

　２ヶ所以上の転移があって、しかも痛みがあれば、原則として鎮痛剤を飲む。これも場合場合で、どんどん溶けていって骨折しそうなら放射線をかけます。放射線で痛みが取れないこともありますが、ふつうは痛みがなくなるか軽減します。進行がゆっくりなら、何ヶ所あっても放射線を照射すれば痛み止めのやっかいにならなくて済みます」

☺「そういうところに放射線をかけたら、副作用はどうなんですか？」

Dr「かけた場所と広さによって、照射中に副作用が出ることがあります。たとえば、骨盤《こつばん》全体に照射すると、小腸《しょうちょう》にもかかるから下痢したり、脊椎《せきつい》にかけると気管《きかん》にもかかって、粘膜炎《ねんまくえん》が生じて喉《のど》が痛くなったりしますから、後遺症《こういしょう》を残さない範囲で治療しています。

　骨の転移で問題なのは、神経マヒです。脊椎《せきつい》の中を通っている脊髄《せきずい》が圧迫されて、四肢《しし》がマヒしたり、おしっこが出なくなったりします。脊椎に転移した数十人のうち1人といった割合で出てきます。背骨《せぼね》の強い痛みはマヒの前兆であることがあるから、調べて対策を考えます。がんが神経を押している時には2つの方法があって、放射線をかけるのと、整形外科的に取り除いて、上と下の骨を金属でつなぐのとがあります。手のしびれをマヒの前兆《ぜんちょう》かと心配する人もいますが、ほとんどは老化現象です。背骨の神経の出口が老化で狭くなって、神経を押すのでしびれるのです。

　最近、骨の転移が見つかると、アレディアなどのリン酸化合物を定期的に点滴《てんてき》する医者が増えています。高《こう》カルシウム血症《けっしょう》や骨の痛みがある場合には、そのような点滴で軽減することがありますが、症状がない場合にはどうでしょうか、症状がない場合にも、あるくじ引き試験で、転移の抑制《よくせい》効果が認められたというのですが、論文の中身はどうも眉唾《まゆつば》。仮に試験結果が正しくても、転移は結局進行しますから、患者としては、点滴をしていた意味を実感できません」

脳に転移したら（脳転移《のうてんい》）

Dr「脳に転移した場合の症状は、ろれつが回らなくなる、目が見えにくくなる、顔面神経がマヒする、手足がよく動かないなど、いろいろです。頭痛がくることもあります。脳は全体が頭蓋骨《ずがいこつ》でおおわれていて容積が決まっているから、がんが大きくなると、圧迫されて進行性の頭痛が出て、吐《は》くこともあります」

「脳への転移と他の病気と、どうやって区別するんですか？」

Dr「ＣＴ《シーティー》（コンピュータ断層撮影《だんそうさつえい》）やＭＲＩ《エムアールアイ》（磁気共鳴撮影《じききょうめいさつえい》）で検査します」

「症状ではわかりませんか？」

Dr「脳転移《のうてんい》らしいという見当はつきますが、断定はできません」

「乳がんが肺に転移すると、脳にも転移しやすいと言われますけど、本当ですか？」

Dr「ある臓器に転移があれば、ふつう別の臓器にも微小《びしょう》転移があるという意味では本当」

「温存した場合でも、乳房を切除した場合でも同じなんですか？」

Dr「同じです。治療としては、転移が1個だけなら、以前は手術しました。しかし乳がんに限らず、脳転移が1個だけのことはほとんどありません。たいてい別のが出てくるから、手術は損です。最近では、肺転移のところで話した三次元《さんじげん》照射が使えますから、放射線治療が原則になりました。

手術の出番は、単発だけれど転移がんが大きくて、ガンマナイフなどの三次元照射が使えない場合だけ。しかし、これも、三次元照射を工夫すれば、大きい脳転移も治療可能なことがあります。仮に脳転移が治《なお》せても他の臓器に転移がある場合が多いから、結局は治らないわけですが、脳転移が制御できれば、頭の痛みとかマヒとか吐《は》き気《け》などの不快な症状は取れますから、患者さんにとっては意味があるでしょう。手術するよりずっと安全です。

えてして、最初に脳外科に行くと手術を勧《すす》められ、放射線科に行くと放射線を勧められます。

転移が複数あれば、まずたいていは『全脳照射《ぜんのうしょうしゃ》』といって脳全体にかけます。ただし、乳房にかけたほどの量を脳にかけると、一時的にぼけたり、かえって頭痛が強くなったりすることがあります。乳房だって、放射線治療のあと、むくんで腫《は》れることがありますが、頭の中も、むくんだりするのでしょう。

意外と医者たちが知らないのは、放射線と同時に、あるいは照射後に、抗がん剤治療をしてはいけないということ。脳細胞を守るため、血管の壁に『血液・脳関門』というバリアーがありますが、放射線でこれが壊《こわ》れて抗がん剤が脳細胞に流入し、毒性のために痴呆《ちほう》になる危険性が高くなります」

腹水《ふくすい》がたまったら

Dr「おなかが腫れてきた場合には、肝臓《かんぞう》への転移の場合と、水がたまる場合があります。肝転移《かんてんい》が進行して肝不全《かんふぜん》になった場合も水がたまりますが、腹膜《ふくまく》に転移があって、そこから水が出ることもあります。おなかがビヤ樽《だる》のようになってくると、痛くはないけれど、おなかが張って苦しくなります。

腹水がたまって苦しい時は、ぬけば楽になります。でも、ぬくと、またたまってくるし、腹水にはタンパク質なども入っているから栄養分もぬけてしまうので、寿命《じゅみょう》は縮《ちぢ》みます。苦しいのをがまんしていたほうが、少しなりと寿命は延《の》びるでしょう。かといって苦痛を取るいい方法はないので、命を縮めてもいいからぬいてほしいと、患者さんに頼まれることもしばしばです。

抗がん剤で腹水がひくこともあります。しかし、こともある、という程度で頻度《ひんど》は低い。そして、ひいても、かならず再発してくるので、話が戻ってしまいます。また、腹水がある場合の抗がん剤治療は、毒性が強く出ることが多く、それで抗がん剤は勧《すす》められないのです」

痛みはがんの進行度合とは別。がまんしたら損《そん》

Dr「痛みは人によっていろいろなので、『こうすべきだ』という決まったやり方はありません。患者さんの訴えを聞いて、非ステロイド系の鎮痛剤《ちんつうざい》、モルヒネ、放射線など、試行錯《しこうさく》誤《ご》しながら取ります。『がんの末期は痛いものだ』と思いこんでいる患者や家族が多いですが、がんの痛みの90％は取れます」

☺「体の痛みですね?」

Dr「そう。痛みは患者さんの心を打ちのめします。いつ終わるともしれない痛みは恐怖を生み、痛みをいっそう強く感じさせます。夜中に痛みで起きたり、日中痛くてううっとなるようなら、使ったほうが快適です。『がんの痛みは一切がまんする必要がない』と覚えておいてください。痛かったらすぐ医者に言う。がまんしても何の得にもならないから、強く要求すること。肉体的な痛みが取れると、精神的にも楽になって、見ちがえるほど落ち着きます。先日、苦しくて、もう楽になりたいなんて言う入院患者さんがいたので、モルヒネを増量したらすっかり元気になって、今度は、もう自分は死ぬからと、見舞いに来る人来る人にあいさつしていましたよ」

☺「痛みを取ることは大切な治療なんですね?」

Dr「まず、鎮痛剤で痛みを取る。それで取れない痛みは、放射線治療や神経ブロックを検

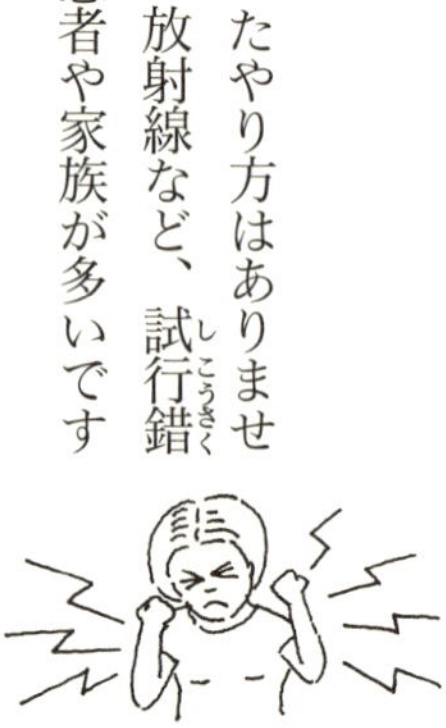

討します。放射線にも、1、2回で済ます方法もあります。どういう照射法でも、痛みが取れれば、そこでやめてもいいし、後遺症《こういしょう》の心配がなければもう少し追加してもいい」

☺「それで治るんですか？」

Dr「一生、痛みが出ないこともあるし、ぶり返してくることもあります。放射線が効《き》けば、モルヒネをやめられることもあるから、モルヒネで痛みがおさまっていても照射するという考え方もあります。

消化管のがんなどで起きる腸閉塞《ちょうへいそく》の痛みは、他に転移がなければ、手術を検討します。でも、がん性腹膜炎《せいふくまくえん》だったら、手術するとさらに悪化しかねません」

☺「ではどうしたらいいんですか？」

Dr「鼻からチューブを入れて、腸管内の食物を吸いだして減圧します。食物が入っていなければ、そんなに苦しくありません。

痛みの処置も、科ごとの得意わざがありますから、最初にどの科で診《み》てもらうかで決まる面があります。痛みの種類によっては麻酔科のペインクリニックで硬膜外《こうまくがい》ブロック（193ページ参照）などを勧《すす》められることもありますが、針をさしたり管《くだ》付きになるのがデメリット。まず先にモルヒネをやってみて、痛みが取れなければブロックを考えるという順序がいいです」

モルヒネはふつうの鎮痛剤《ちんつうざい》より安全。副作用は便秘《べんぴ》

☺「私はいつもボルタレン（非ステロイド系の鎮痛剤）を飲んでいるんですけど、ふだんから使っていると、モルヒネは効《き》きにくくなりますか。前にもらった時は効かなかった気がするんですけど」

Dr「モルヒネは量を増やせば効いてきます。それにしても、いつもボルタレンを飲んでいるというのは危険。アメリカではリウマチなどに使う鎮痛剤で年間1万人以上が死んでいるといわれます。ボルタレンなどの鎮痛剤は、子どもが高熱を出した時に解熱剤《げねつざい》として使って、重篤《じゅうとく》な脳障害を起こしたりしています。それに比べると、麻薬系《まやくけい》のモルヒネのほうがずっと安全です」

☺「どんな痛みにも効くんですか？」

Dr「ほとんどの痛みに効きます。他の病気の痛みにも、もっと気楽に使っていい薬です。昔は手術の時にモルヒネを使っていましたし、今でも痔《じ》の手術のあとでは、しばらくは便が出ては困るので、モルヒネを使います。副作用を利用するわけです」

☺「モルヒネの副作用って便秘なんですか？」

Dr「誰にも出る副作用は便秘です。下剤《げざい》を使ってコントロールできるので、外来治療の人は問題ありません。入院してて寝たきりの人は、腸の動きが弱っているから、ちょっとて

こずる。昔、モルヒネを下剤なしで使っていたら、便がたまって腸が破裂して細菌性腹膜《ふくまく》炎《えん》を起こして亡《な》くなった患者さんがいました」

☺「まあひどい」

Dr「でも、そんなになっても痛みがないまま死ねた、とは言えます。それほどよく効きます。あと副作用としては、眠気《ねむけ》や吐き気《はけ》があります。吐き気は吐き気止めと一緒に飲めば済みます。吐き気も眠気も、1、2週間で慣れてくることがほとんど。吐き気で薬が飲めなければ、モルヒネの座薬《ざやく》もあります」

☺「体質的にとか、病状によっては使ってはいけない人もいますか？」

Dr「痛みを止める範囲で使えば問題ありません。ただ、腎臓《じんぞう》機能が悪いと、排泄《はいせつ》されずに血中濃度《けっちゅうのうど》があがって意識レベルが下がります。モルヒネは括約筋《かつやくきん》を収縮させるから、胆管《たんかん》内に胆石《たんせき》があると症状が悪化すると言われています。でも、胆石があっても無症状の人が多いが、そういう人には影響しないのでしょう」

モルヒネはこわい？　中毒になる？　命を縮《ちぢ》める？

☺「モルヒネを使うと幻覚《げんかく》症状が出るんじゃないか、って心配してる人がいましたけど」

Dr「モルヒネで中毒になるというのは誤《あやま》り。ただし、ある量を『ワンショット』といって注射で1度に入れると、血中濃度《けっちゅうのうど》が一気にあがって、ある濃度以上になると気持ちがよくなって、やみつきになる、ということはあります。中毒になる人は、もともと人格的に薬に依存しやすい気質を持っているとも言われています。

　がんの痛みを取る時の使い方では、点滴《てんてき》の場合でもゆっくり時間をかけて入れるので、血中濃度は一気にはあがりません。血中濃度が一定以上にならないように使う限り、麻薬中毒の心配はないし、ふつうは口から飲むから、ますます血中濃度はあがりません」

☺「でも、習慣性があって、一度始めたらやめられなくなりませんか？」

Dr「痛みがなくなったら途中でやめることもできます。また痛くなったら、また飲めばいい。やめる時は、急に切ると気持ち悪さを訴える人もいるので、少しずつ量を落とせば、やめられます」

☺「がんが進行すると、効かなくなるんですか？」

Dr「いいえ。もし痛みが強くなれば、増量すればいいんです。患者さんの中には、医者に

●モルヒネの注射と飲み薬のちがい

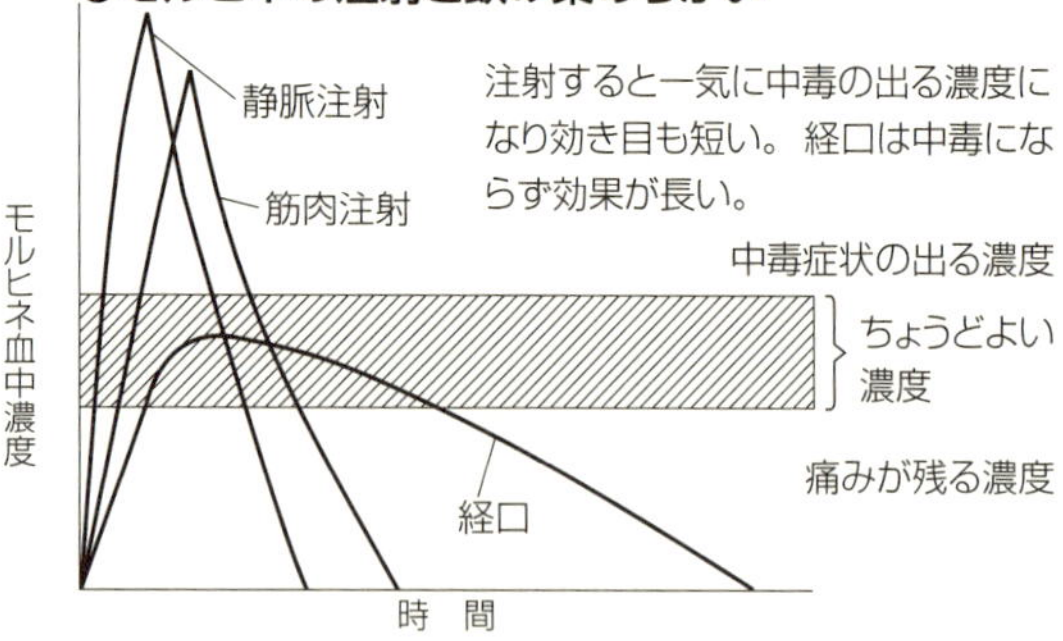

注射すると一気に中毒の出る濃度になり効き目も短い。経口は中毒にならず効果が長い。

勧《すす》められても、そんなに私は悪くないからと断ったりする人もいますが、痛みはがんの進行度合とはまったく別です。痛みを取らずにいるのはもったいない」

☺「私は、ヘルペスにかかった時に水薬《すいやく》のモルヒネを処方してもらったんですけど、その時は麻薬という思いがあって、痛みが取れないうちにやめてしまいました。話を聞いて、抵抗感がとれてきました」

Dr「モルヒネの使い方が不十分な病院や医者はまだまだ多い。ふつうの鎮痛剤が効かなくて患者さんが痛みを訴えているのに、なかなかモルヒネを使わなかったり、どこが痛むのか検査ばかりしているのは馬鹿げています。どこが痛もうと痛いのは痛いのだから、効き目のあるものに替えるべきです。

　がんの痛みを取る方法は、１９８６年に出された『ＷＨＯ方式』という疼痛《とうつう》管理の指針《ししん》があって、3段階に分かれています。

　第1段階はボルタレンなどふつうの非ステロイド系の鎮痛剤、これが効かなくなったら第2段階のコデインなど麻薬系の鎮痛剤、さらに効かなくなったら第3段階のモルヒネ。でもあくまでも目安ですから、痛みが強い場合は、最初からモルヒネを使ってもいいんです」

☺「どうして世界的な目安《めやす》が出ているというのに、普及してないんですか？」

Dr「結局、患者の訴えに正面から向き合っていないからでしょう。そして医者も、今まであまり使った経験がないから、痛みが本当にそんなに簡単に取れるなんて半信半疑《はんしんはんぎ》。ぼくも昔、女子高生が卵巣《らんそう》がんの末期で痛くて泣いていた時に、モルヒネのことをよく知らなくて使ってあげられず、かわいそうなことをしたと、いまだに後悔しています」

(Dr)「モルヒネを飲むと死期が早まる、と誤解している人は多いですね」

(☺)「延命《えんめい》か苦痛除去か。こう考えて、延命のためなら苦痛もがまんしようとしますが、この考え自体が正しくないんです。『苦痛を取ることで命が縮《ちぢ》まる場合はない』と言い切れます。一方、『苦痛のある治療は寿命《じゅみょう》を縮める』。だから、苦痛を取ることや苦痛を与えないことは、一般に寿命を延ばすのです」

(Dr)「尊厳死《そんげんし》協会のリビングウィルの中に『苦痛を和《やわ》らげる処置は最大限に実施してくださ い。そのため麻酔などの副作用で死ぬ時期が早まったとしても、一向にかまいません』と記載されているのを指して、『認識不足もはなはだしい』と怒っている医者がいました」

(☺)「医者がおっくうがるのは、モルヒネは麻薬なので管理がめんどうくさいという理由もあります。注射した場合も、残った薬をそのまま捨てるわけにはいかなくて、薬局へ持っていって回収手続きをしなくちゃならない。効果はあるらしいと思っても、いまいち腰が重いという点では、乳房温存療法をなかなか始めなかったのと同じ態度です」

(Dr)「まあ、あきれた。効《き》く薬があるのに使ってくれないなんて、人権侵害ですよ」

(☺)「ほんとにそうです」

モルヒネは痛みが取れるまで増量してかまわない

「具体的にはどうやって使うんですか？」

Dr「口から飲む場合は、粉末、水薬《すいやく》、錠剤《じょうざい》の3種類があります。注射や点滴《てんてき》で体内に入れる場合は水薬。飲めない場合は座薬《ざやく》もあります」

「点滴はつけっぱなしで？」

Dr「そう。他に、胸などの皮下に針をさして入れる自動注入器もあります。これは携帯用になっているので、つけたままで動き回れて、痛みに合わせて濃度も自分で調節できます。とにかく痛みが出てからではなく、『出る前に、出る前に』使うのがコツ。『痛い』という状態がないようにするのです。

モルヒネは血中濃度《けっちゅうのうど》を24時間、一定レベルに保つことが必要。錠剤のMS《エムエス》コンチン錠（硫酸モルヒネ）は、ゆっくり溶《と》けるので、効《き》くのは2、3時間後ですが、12時間効果が持続します。3回必要なこともありますが、ふつうは1日2回飲めばいいのです。

しかし、その前に、1日の必要量を決めなければなりません。

●モルヒネの上手な使い方

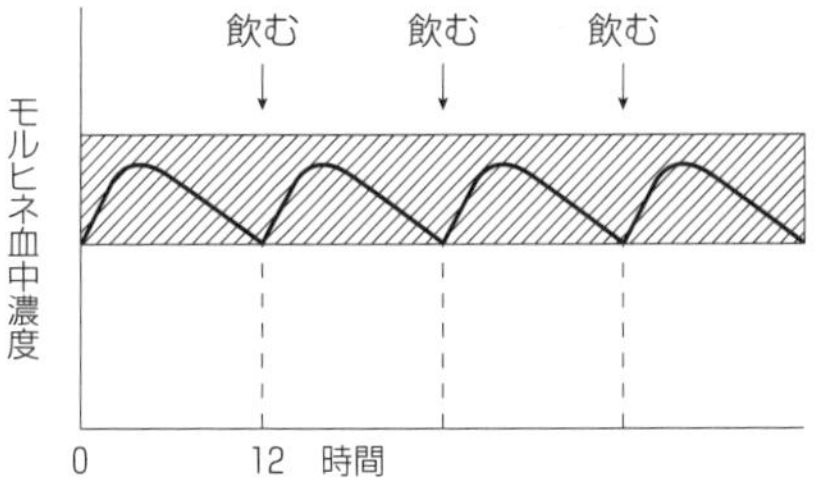

『85%ほどの患者では、1日量として30〜180ミリグラム、1〜2%ほどの患者では千ミリグラム以上必要』と言われていて、個人差が大きい。MSコンチンは最低でも1錠10ミリグラムですから、1日2回飲むと多すぎる人もいる。

そこで飲み始めるには、粉末の塩酸モルヒネで量を調節します。塩酸モルヒネを水で溶いておくと、量の微調節《びちょうせつ》が可能です。水薬《すいやく》は飲めば効くのは早いけど、4、5時間で効き目が落ちるので、しょっちゅう飲まなければならないのが欠点です」

「どのくらいの量で始めるんですか?」

Dr「ぼくは、1回2ミリグラムから始めて、ちゃんと痛みが取れるかどうか、4、5時間効果が持続するかどうかをみます。取れればそれでいいし、取れないようなら次の回は、3〜4ミリグラムに増量してみる。そして増量していって、痛みがきちんと取れたところで、そのまま水薬を続けてもいいし、粉末に替えてもいい。1日の合計必要量を出して、それを2回に分けてMSコンチン錠で飲んでもいい。2回では途中で痛くなる時は、3回に分けて飲んでみる。

モルヒネを続けているうちには、効《き》きが悪くなって痛みが十分取れなくなることがありますが、その時は1回量を増量します。患者さんによっては、あまり痛くない時もあるので、日中はMSコンチンの量を減らして、痛い時は塩酸モルヒネの水薬や粉末で緊急対処(レスキュー)を図っている人もいます」

☺「自分が痛いと思う以上に飲んでしまった場合、害が出ますか？」

Dr「ありません。痛みが取れるまで、どんどん増やしてかまわない。上限がない薬です。ふつう薬は、その毒性によって肝臓がやられるんですが、モルヒネは肝臓毒性がないから」

☺「肝臓《かんぞう》がんとか肝臓が弱っていると、やめたほうがいいと聞きますけど」

Dr「それも誤解です。いきなり多量を与えて、副作用が強く出たのではないですか？　効きすぎるなら量を減らせばいいんです」

☺「これ以上は使えませんという最大限度量はないんですか？」

Dr「ありません。1日千ミリグラム以上飲む人もいます」

☺「そんなに錠剤を飲むのは大変ですよ」

Dr「そうですね。水薬にして、携帯皮下《ひか》自動注入器で入れることも考えないと。

別の方法として、鎮痛《ちんつう》補助薬といわれるものを併用すると、モルヒネの量を減らせることが少なくありません。うつ、不整脈《ふせいみゃく》、てんかんなどに使われている種々の薬を使うと痛みが和《やわ》らぐことがあるんです。

それから最近、フェンタニル（デュロテップ　パッチ）という貼《は》り薬《ぐすり》が使われ始めています。麻薬扱いで、モルヒネから切り替えます。モルヒネの1日量が45ミリグラム～134ミリグラムだったら、2.5ミリグラムのパッチにする、というような決まりがあります」

☺「モルヒネはいくらくらいかかりますか？」

Dr「MSコンチン錠は1錠10ミリグラムので約270円。毎日30錠、50錠と飲んでいるとすごい額です。製薬会社がもうかりますね。放射線なんかは、1回9千円ほどだから、25回するとしても、たいしたことない。痛み止め用だったら10回〜15回くらいかければ済みます。モルヒネも水薬は10ミリグラム当たりで約21円ですから、MSコンチン錠の13分の1の値段」

☺「まあ、そんなに値段がちがうんですか？」

Dr「そう、錠剤は、便利になった分、高くつくんです」

☺「保険はきくんですか？」

Dr「MSコンチン錠（硫酸モルヒネ）はがんでないと保険適用《てきよう》になりません。水薬にする粉末の塩酸モルヒネは『疼痛《とうつう》』なら適用になるし、咳止《せきど》め、下痢止《げりど》めにも認められています」

何も効《き》かない苦痛は意識を下げる

☺「がんの痛みの90％はコントロールできると聞きましたけど、残りの10％はどんな痛みなんですか。私の痛みもこの10％になると思うと、いやだなあって思うんですけど」

Dr「しっかりしたデータはありません。頑固《がんこ》な痛みは腹部のがんなどでは残るようですが、この場合は、痛みの原因になっている神経をマヒさせることを試みます。たとえば、硬膜《こうまく》外《がい》ブロックといって、脊髄《せきずい》の硬膜の外にカテーテル（管《くだ》）を挿入して麻酔薬を注入する方法があります。ただ、10％というのも、痛みが残っていても軽くなっていることが多い。それでも、どうしても痛みが残る場合もあります」

☺「その時はどうしたらいいんですか？」

Dr「それでもなんとかしてほしいというなら、もう意識を下げるしかありません。ただ、がんの死に方で一番苦しいのは、肺転移のところで説明した呼吸苦《こきゅうく》。モルヒネで呼吸が楽になることがありますが、それでもだめなら、睡眠薬《すいみんやく》のたぐいを定期的に注射で入れて、意識を下げるしかありません」

☺「意識を下げるのは、患者が望んだら、そうするんですか？」

Dr「そうです。患者さんに前もって話して同意を得ておきます。昔は、そこまで患者さんに言うのは酷《こく》かなと思って、家族に『もうこれしか苦しみを取る方法はありません』と話して納得してもらいました。その場になったら薬を使ってもらいたくなるはずです。患者さんは本当に苦しそうですから。陸で溺《おぼ》れているような状態が、1ヶ月も2ヶ月も続いたりするんですから」

☺「意識を下げると、意識がなくなるんですか？」

Dr「そう。始めたらもう引き返せません。家族とも会話できず、事実上のお別れとなります。意識がなくなれば、少なくとも苦しい表情はなくなります。死なせることが目的ではなく、苦しみをとって長く生かすため。といっても、長くは続きません。1週間もったらいいほうでしょう」

☺「それで、睡眠薬を使って寝ている状態で亡《な》くなるとしたら、死因は何？」

Dr「呼吸不全。呼吸が浅くなっているから、体全体に酸素が送れないのです」

☺「意識を下げる時、栄養補給も絶《た》てばもっと楽じゃないですか？」

Dr「結局、体力が残っているから苦しいんです。人間は飢餓《きが》には強いから、残った脂肪で2ヶ月くらいはもちます。昔、坊《ぼう》さんが絶食《ぜっしょく》して生《い》き仏《ぼとけ》になるのに何ヶ月もかかりました。断食だけではなかなか死なないのです」

☺「そこで睡眠薬の量を加減してくれたら、どうなんですか？　もっと強く」

Dr「それはしません。したら殺人になってしまいます。末期がん患者に塩化カリウムを注入して死期を早めた東海大学の事件と同じになります。あれと紙一重《かみひとえ》ですが、死を目的にしないところが決定的にちがいます。苦しみが取れたら、それ以上、薬の量は増やしません」

10 長生きして楽に死のう

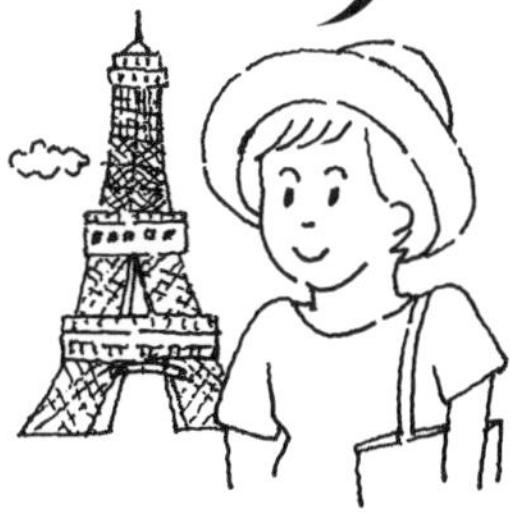

転移とわかったら体力維持を考える

☺「私と同じ頃に手術をした仲間が転移で亡くなったんですけど、どんどん悪くなってい
く様子をみながら、何のフォローもできず、お見舞いに行くことさえ苦痛になってしまっ
たことがあります。その時、再発・転移に関する本や情報がほとんどないことに気づきま
した。だから、実際に転移した時のことは、よく知っておきたいと思ってます。
　転移がわかった時、患者には何と言うんですか？」

Dr「ぼくは『転移です』って言います。わかった時点ですぐ、必ず本人に」

☺「泣いちゃう人はいませんか？」

Dr「もちろん、泣く人もいます。ぼくのほうも泣きたくなるし」

☺「取り乱す人は？」

Dr「そういう人はいないなぁ。自覚症状があってから検査しているから、さすがに覚悟《かくご》して来ているんでしょうね。ただ『治《なお》して』『助けて』とか言われるのはつらい。できることなら、もうとっくにやっているんですから。『死ぬのを待つだけなんですか』って言われたこともある。かわいそうだと思うけど、どうにもならない。言葉もない。言っても、なぐさめにならない。映画のシーンみたいに、医者が患者さんを抱きしめて一緒に泣くしかない。ぼくも患者さんの肩に手を置いて泣いたこともある。でも下手《へた》だからぎこちない。いつもそれをやるわけにはいかない。冷静にコントロールしなければという意識が働く…」

「今まで患者の痛みにばかり目がいっていたので、転移について話す時の医師の気持ちは、はかりしれませんでした。それで、転移と伝えたあとは？」

「聞かれもしないのに『治りません』なんて言うのは乱暴な話だし。『治らないんですか？』と聞かれたら、『残念ながら』と言うしかないですが、何も聞かれないと、あいまいなまま過ぎることがあります。そのあとの対処法を話す時間がなかなか取れないのも、この本を書こうと思った理由です。

　皆さんは、転移とわかった時、どう伝えてほしいですか？」

「はっきり言ってほしい。自分の状態をきちんと知るのは当たり前ですから」

「私もはっきり知って覚悟を決めたい。でも家族に言うのはつらいわ」

「私は知ったほうが家族と共通の話題を持てるし、身辺整理《しんぺんせいり》もできると思うわ。体力があれば、その時点でやってみたいと思うことを実行に移したいから」

☺「私は乳がんを機に、がんになったら、はっきり知らせ合おうと夫と話し合いました」

☺「私は疑心暗鬼《ぎしんあんき》状態は精神的によくないので、はっきり知りたい。きっと、ショックは初めの時より何倍も強いと思うけど。ただし、自分以外には言わないでほしい」

Dr「ほとんどの人が、転移は知りたいと考えているようですね」

☺「私たちが診察に行ってるのは、転移がないか知りたいためだから当然ですよ」

Dr「治るか治らないかについては、言ってほしくない人もいるでしょう?」

☺「ええ、私は言ってほしくないです。転移でも治ることもある、と信じていたいので、その時点ではっきりさせたくはない。自分で聞けるようになったら質問します」

☺「私は、はっきり言ってほしい。治らないものなら無意味な抗がん剤治療をしなくても済むし、治らないのであれば、よぶんな治療をしないで共存する方法を選びたい」

☺「私も、残る人生を悔《く》いなく過ごしたいから、知りたい。その後の過ごし方がちがってくると思う。たぶん人に話して情報を得ようとすると思う。前もって医師に『苦痛はいやだ』と言っておきたいし」

Dr「そうですか。考え方はいろいろですね」

☺「私は、なにしろ、最期《さいご》まであなたを見捨てない、という態度でいてほしいんです」

Dr「もちろん、ぼくは最期まで診てきました。ただ最近は、平均在院日数を減らせという圧力が強くて、大学病院では看取《みと》りをしにくくなった。それで、在宅医療をする医者やホ

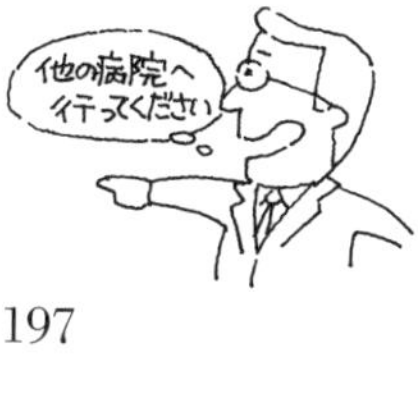

スピスを紹介することが増えました」

☺「ある大学病院では、再入院を拒否して、よそへ患者を回しているんです。そうやって亡くなられた患者さん何人かのご遺族《いぞく》が『大学病院は治癒率《ちゆりつ》（成績）が下がるから、再発したら再入院させない。許せない』と口々に言ってました。ひどいですよね」

Dr「ひどいですね。そうやって患者さんを受け取ったほうの中小病院は、逆にさかんに入院させたがるから注意したほうがいいです。末期ほど医療費がかかるので、経営上、潤《うるお》う。そうなったら、自宅近くで病院や医者を探したほうがいいかもしれません」

☺「その場合は放射線科のあるところがいいですか？」

Dr「そうですね。でも、痛みの対処をちゃんとしてくれれば、放射線科はなくてもいい」

症状が出ても入院しないほうが楽

☺「それで、転移したあとは入院するんですか？」

Dr「いや、まだ何も症状が出ていなければ治療する必要はないし、検査も必要ないです。検査は外来でもできますから、入院しないほうがいい。それに、よぶんな治療をしないで上手に過ごせば、楽に過ごせますから、時々は入院しても、ほとんどの場合は在宅でふつうに暮らす患者さんが多いです。

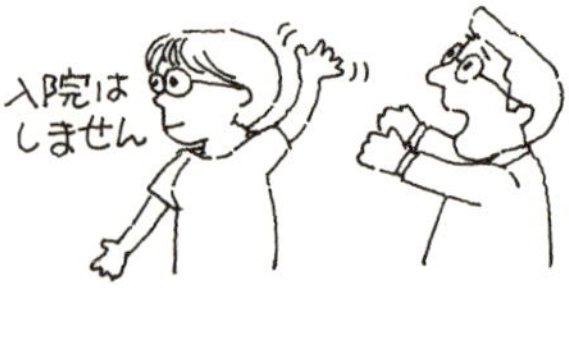

ただ、通過障害になったらバイパス手術、たとえば胃空腸吻合術《いくうちょうふんごうじゅつ》が必要になる場合とか、肝臓《かんぞう》近くにがんがあって、胆汁《たんじゅう》をぬく管《くだ》が必要になったりすると、やっぱり入院することになりがちです。しかし、乳がんの場合は、あまりそういうことはないので、入院している人にも、なるべく家に帰るようにぼくは勧《すす》めています。

一方、大きい病院で『入院して検査しましょう』と言われたら、転移の治療をしようとしているんだと思ってまちがいない。そういう病院はただでさえ忙しいんだから、転移かどうかも不明の段階で検査のために入院させることはまずありません。レントゲンで影があると、抗がん剤をやったり、何がなんでも手術するのが日本の主流なので、入院して『使い果たし症候群』にならないように注意してください」

「何ですか、それ」

Dr「体に負担のあることをいろいろされて、体力を使い果たした状態を言います。入院すると、『採血《さいけつ》しましょう、点滴《てんてき》しましょう、ＩＶＨ《アイブイエイチ》（中心静脈栄養）しましょう』と、いろいろされます。これらは、まあ、入院のために払う木戸銭《きどせん》みたいなもんですね。

とくに若いドクターは熱心にやりたがります。採血もうまくならなきゃいけないし、教授の回診《かいしん》の時に、数値を聞かれてさっと答えられなくても困るし。それと若い医者ほど経験が少ないから、患者さんがこういう状態の時に、検査値はどんなか知ってみたい。そして末期の人の体をなんとか整えようとして、いろいろやってみる。体の塩分バランスを調節しようと点滴するけど、末期であるがゆえに、いくらやっても整わない。そのうち患者さんの体が水ぶくれになる。

病院で医者にいろいろされないで済むには、入院しないことですね。自宅で亡《な》くなる人のほうが楽に亡くなっています」

転移してもすぐ死ぬわけじゃない

☺「転移したあとの治療については、どう話すんですか？」

Dr「治《なお》る転移なら話はしやすいのですが、もう治療法がない場合が困ります。治りたい、どうしても治りたい、という意欲が勝っている人がいます。治らないということを認めたがらない人。そういう人に『何かないんですか？』と問われると、昔は、『じゃあ、抗がん剤やりましょうか』。そうでない人には『抗がん剤はもうやめときましょうね』となっていました」

☺「じゃあ、先生の原則と合わないじゃないですか」

Dr「その辺が、転移治療の泥沼なところなんです。ただ最近は、抗がん剤治療をしても寿《じゅ》命《みょう》は延びないから、やめておきましょう』と言っています」

☺「どこで言い方が変わるんですか？」

Dr「相手の精神状態を推測して…。こういうこと言っても、この人はわからないだろうなぁとか、パニックになるかもしれないなぁとか、この人なら大丈夫そうだなとか」

☺「見まちがえてるかもしれないとは思いませんか？」

Dr「うーん。長年のつきあいだから、だいたいはわかるつもりですが、見まちがえているかもしれませんね」

☺「あとは何と言うんですか？」

Dr「できるだけ長生きしようね、その方法を考えていこうね、って」

☺「そんな。もう治療法もないというのに」

Dr「治療法がないからといってすぐ死ぬわけじゃありません。世の中には原因も治療法もわからないという病気はいくらだってあるし、その患者さんたちだって生きているでしょ。まず目の前の現実からスタートする。今の体力を落とさない。現状維持《いじ》を考える。転移後は、命を縮めないようにすることが大切です。治療すると、さらにひどい状態になるかもしれないと肝《きも》に銘《めい》じることです」

☺「実際にそうやって開き直れるもんですか？　自力で生きるんだと」

Dr「そういう人も、いっぱいいいます。それに、体調が良くなれば恐怖感もうすらぐから。

　こんな人もいますよ。転移がわかったあと、『治らない』と医者がはっきり伝えてなかったから『あれやってみましょう。これやってみましょう』といろいろやったけど良くならないというので、患者さんのほうは、しょっちゅう不調《ふちょう》を訴えていました。先日、胸の痛みでぼくのところに来たので、ゆっくり話す時間をとって『正直に言いますけど、転移していてもう治《なお》りません』と話したら、さばさばした顔になってね。モルヒネを飲んで痛みが取れたらさっぱりして、『抗がん剤をやるつもりで来たんだけど、こんなことなら、早くにモルヒネをもらえばよかったわ。ああ100日損しちゃった』と言って退院していきました。

また、患者さん本人は、もう治らないとあきらめがついたけれど、娘さんがあきらめきれない。『まだ何か治療ができるはずだから治してもらえと娘がうるさく言うので、今度連れて来ますから、先生からもう治療法はない、治らないと話してやってください』と言った患者さんもいます。この人は先日娘さんと一緒に来て、先生が楽しいことを考えろって言うから、来週北海道に旅行に行ってきますって」

😊「私も、もし転移したら、コンサート、芝居、映画と可能な限り楽しみたいわ」

😊「私はおいしいお酒を飲んで、たくさんの友だちと好きなカラオケで歌いたいわ」

余命《よめい》なんてあてにならない

😊「転移がわかった時点から、医者には余命がわかるんですか？」

Dr「いや、元気な時にはわかりません。個人個人の寿命《じゅみょう》は幕をおろしてみないとわかりません。なぜかというと、もし転移が発見されたとしても、実感としてすぐに死ぬとは思えないくらい元気なことが大部分だからです。原発《げんぱつ》がんをほっといた場合も、すぐには死なないように、転移がんがあっても、すぐに死んでしまうわけではないのです」

「でも、医師はだいたいは予想できるわけですね？」

Dr「いいえ、統計的なデータからの推測にすぎません。転移したあといつ亡《な》くなるかは、それぞれの人の体力と、がんの進行スピードで決まってきます。しかし、同じような体力と進行速度の人を集めても、ある時点でいっせいに死ぬわけではなくて、だらだらと亡くなっていくのです。

中でも乳がんは、このだらだらが長い。日本の乳がんデータでは、臓器転移《ぞうきてんい》があっても3年で30％、5年で20％、9年で15％が生きています(67ページの図)。全体としてはこういう状況だから、まして1人1人の余命なんてわかりません。

皆さんは余命についても知りたいですか？」

「余命も知るのが当然だと思います。整理したいこともあるし、心の準備もつけたいし」

「私も、いつまで動けるかわかれば、動けるうちに行き

●どのがんでも「治らない」場合の生存率はこんな指数曲線になる

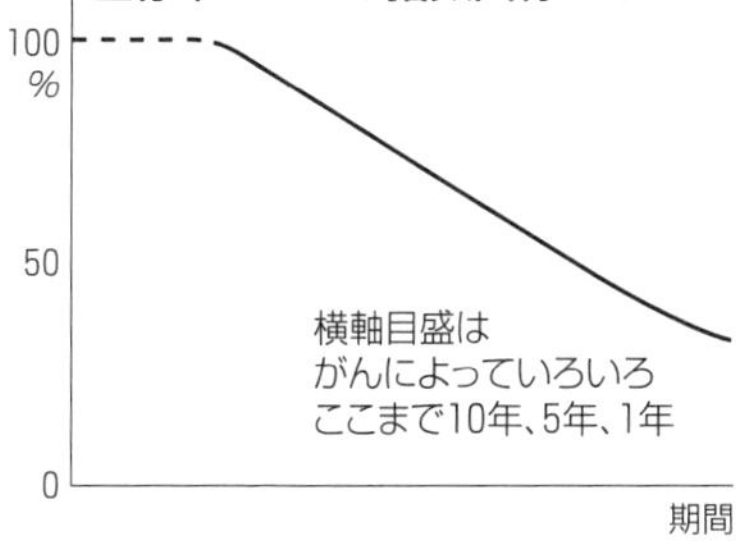

たいところへ行って…」

☺「私も、家族や友人と一緒に過ごせる時間を大切にしたいから知っておきたい」

☺「はっきり何ヶ月と言われると、しんどい。ただ、だいたいの長さは知って、その間どう過ごせるかを考えたい。あいまいに幅をもって言ってほしい」

☺「私はあまりにも悲しいから、自分が問うまでは言ってほしくない」

☺「余命は不確かだから聞いてもしょうがない。何ヶ月と言われても、それ以上に長生きした人を知っているので。私は、心の持ちようで長く生きることは可能だと思っています」

Dr「余命はわからないけれど、手術や抗がん剤など命を縮める方法はいくらでもある、と肝《きも》に銘《めい》じておきましょう。家にいても食事療法とやらでやせる人が多いけど、どうもがんの進行を早めているようです。低栄養になると、がんに対する抵抗力も落ちるんですね」

『まだ何か治療したい』とあきらめきれない時は

☺「患者の心理としては、ほっといたほうが長生きするかもしれないと言われても、納得しがたいところがありますよね。何も治療しないことに耐《た》えられるもんですか?」

Dr「そうですね。ぼくのところでも、転移して、どうしようかという時に『もう治療はけっこうです』という人は少ない。抗がん剤をやる人もいますが、やってるうちに、『もうけっこう。こんなにつらいのはいやです』ということになっていきます」

☺「もう治療がないということに耐えられない患者はどうするんですか？」

Dr「抗がん剤より副作用が弱いから、ホルモン治療をやってみます。ホルモン剤を飲んでいて転移した場合は別として、以前に使ったホルモン剤と同じものから始めてもいいでしょう。そして効果がなければ、別のホルモン剤に替えてみます」

☺「ホルモンレセプター(受容体《じゅようたい》)がなくても、ホルモン剤をやってみるんですか？」

Dr「そう。検査で『ない』と出ても、もしかしたら、がんが小さくなる人が10％くらいいるかもしれない、ということでやっていました。最近は前より検査法の精度があがったので、レセプターが『ない』と出たら、もうやらないほうが多いです。でも、ホルモン治療をしないことになると、また話が抗がん剤に戻ってしまう。

　以前は、患者さんが『何かしてほしい』と言うと、精神安定剤の替わりに抗がん剤治療をしたこともありました。しかし、どんなに副作用が弱いという触れこみの抗がん剤も、生活の質を損《そこ》ねるし、毒性が蓄積《ちくせき》します。それに、転移後に抗がん剤治療をした患者の生存期間は、実は100年前の無治療《むちりょう》の患者たちと変わらない(67ページ参照)。それで今では、『やめておいたら』と言うようにしています。それでも、『何かないか』と言われると弱りますね」

☺「そんな時は栄養剤か何か出したらどうなんですか？　そのほうが体にも楽だし」

Dr「うどん粉《こ》を丸めた程度の薬？　西洋医学では、毒にも薬にもならない、あいまいな薬というのはないんですよ。それで医者は、まじない師《し》になりたくてもなれない」

☺「免疫療法《めんえきりょうほう》なんてのがあるじゃないですか」

Dr「あれは効くという証明がない。それなのにべらぼうに高い。効果が証明されていないのに、証明されたような顔をしてお金を取っているのですから、詐欺《さぎ》ですよ。まじない師のほうが詐欺師よりましだけど、まじない師になる薬はなくて、詐欺師になる薬や方法はあるというジレンマなんです。このジレンマに悩むと、医者も非証明医療に流れます。『西洋医学では治りません』そして『東洋医学でも治らないと思います』と言うしかありません。西洋近代医学で治療がないからといって、医者が自分たちの科学性に相反《あいはん》する民間療法を勧《すす》めていいのかという疑問をぼくは持っています。西洋医学の医者でありながらリンパ球《きゅう》療法、アガリクス、メシマコブ、プロポリスなんてやっているんですから」

患者が民間療法をするのは自由、医者が勧《すす》めたら詐欺《さぎ》

☺「でも患者としては、『何も治療法はありません』と言われた時に、何もしないというのは苦しいし、周りも納得しない。私自身も、手を尽くしたのかなという悔《く》いが残りそうなので、体に負担の少ない治療を選びたいと思っています」

「私は、何か実行することによって精神的な安定が得られていればそれでいい、治ったとしたらもうけものだ、くらいに思っています」

「先生は民間療法はむだだというけれど、自分に合ったものをやればいいじゃないですか。それで各人が気分よく過ごせるなら、その人の生き方の問題で、自由じゃないですか?」

「もちろん、患者さんがやるのは自由です。だけど医者が勧《すす》めたら、これはもう詐欺です。医者の肩書きを持っている人間が『治《なお》る』と言うと、みんな飛びつく。飛びつきたくなる気持ちはよくわかります。だけど『治る』という言葉を乱発して非証明医療をしたら、『医師』ではなくて『詐欺師』になってしまいます。

　ぼくの患者さんで、プロポリスに月30万円、自然食に毎月5万円、ステーキが好きだというのに動物性食品は食べないできて、結局、転移しました。年金生活を切りつめてきたのにむだになったと言ってました。けれど、かわいそうですよね。そんなところにお金を使うなら、友だちとおいしいものを食べに行ったほうがいいです」

「私も本当にそうだと思います」

「ぼくとしては、患者さんにこういう話をすれば、少なくとも、末期の抗がん剤はやらずに済むし、あてにならない民間療法にお金を巻きあげられることもないだろう、と思っているんですけどね」

亡《な》くなる1週間前まで歩いて外来《がいらい》に来られる

☺「末期になると何もすることはないみたいですけど、進行するとどうなるんですか？」

Dr「だるくなって体力が落ちてきます。そこでステロイドを服用すると、体の調子が良くなるけれど、副作用で胃潰瘍《いかいよう》になることもありますから、両刃《もろは》の剣《つるぎ》です」

☺「私は、丈夫で動ける期間を長くして、寝たきりの期間をできるだけ短くしたいんです。だから、転移してあと1年とわかったら、ぱあっーと動き回れば、寿命《じゅみょう》は短くなるんじゃないかと思うんですけど…」

Dr「転移がわかっても、どんどん活発に動けばいいんですよ。それで命の貯金を使い果たすなんてことはありません」

☺「がんの場合は、寝たきりの期間がどのくらい続くんですか？」

Dr「寝たきりになるのは、入院して上《あ》げ膳《ぜん》、据《す》え膳《ぜん》になるからのことが多い。在宅《ざいたく》で、はってでもトイレに行く気構えでいれば、寝たきりにはならないで済むし、家族にも負担がかかりません。介護は、要するに排泄《はいせつ》の世話に尽きます。食べられなくなっても排泄はありますから。

　ぼくのところでは、寝たきりになる人は10人のうち1人か2人。あとの人は、たいていは歩けるし、亡くなる1週間前くらいまでは外来に来られます」

☺「私はそうしたいわ」

☺「でも、外来で見ていると苦しそうですよ。あの状態を歩けるというんですか？」

Dr「そう、あれを歩けるというんです。苦しそうな人は確かにいます。でも、入院して点滴《てんてき》すると寝たきりになる。それよりは、苦しくても歩けるほうがいいはずです。肺がやられて呼吸が苦しいと、酸素吸入器をつけなければなりませんが」

☺「酸素吸入は、自宅でもできるんですか？」

Dr「できます。末期には特別な治療はいらないから、在宅医療に熱心な開業医に往診《おうしん》して診《み》てもらうのが一番いいでしょう。『訪問診療』に保険点数がついたこともあり、往診してくれる医者も増えています。

そうやって診てもらっても、ぼくと縁が切れるわけではありません。時々ぼくの外来に来たり、電話でやりとりをしたりする。あるいは在宅医療を受けなくても、家族が代わりに来て指示を受ける程度でも大丈夫な場合もあります。全然、近所の医者に往診を頼まなかった人もいます。ただし、消化器系のがんで、水も飲めないと脱水《だっすい》してかわいそうなので、点滴をして水分を補ってあげる必要があるので、入院して点滴するか、在宅なら医者に往診して点滴してもらうかですね。点滴の必要がなければ、医者の世話にならなくて済みます」

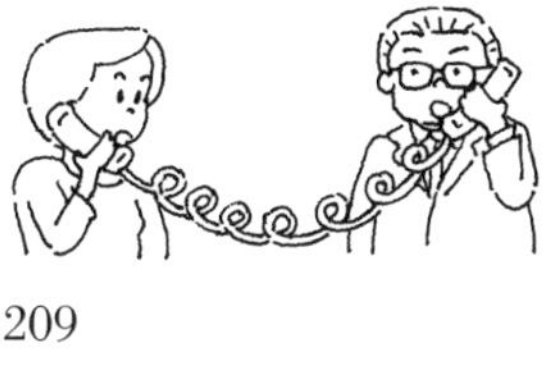

昔はみんな家で亡《な》くなったんだから

☺「病状によっては、家では無理な人もいますか？」

Dr「基本的には、すべて在宅で対処可能。ただし、24時間めんどうをみることができる体制を作らないと。それができないため、入院させることもあります」

☺「ホスピスなんかは、どうなんですか？」

Dr「ホスピスに入りさえすれば、楽になるんじゃないだろうかと、患者さんも家族も思っているかもしれませんが、ホスピスに何か魔法《まほう》の杖《つえ》があるわけじゃありません。『ホスピス』はケアの『精神』であって、『場所』や『施設』ではない。

結局、必要なのは淋《さび》しさを癒《いや》すことと、痛みを取るとか排泄《はいせつ》の世話なので、やることは同じ。自宅でも可能。精神的には、家で家族と一緒にいるのが一番いいはず」

☺「私は末期はどこでもいいと思っていたんですが、やっぱり家族や素晴らしい仲間たちに『お先にね』と言える場所で死にたいですね」

☺「私も本当は在宅がいいと思うんですけど、家族に負担がかかって気の毒だなぁーと」

☺「家族が反対したり、家族に迷惑をかけられないから入院するという人もいますよね」

Dr「よく家族は万一の時に対処できないから、自宅では看取《みと》れないというけれど、在宅医療の医者やナースが教えてくれるので大丈夫。あとは突然何か起きても、それはがんの自然な死に方なんだと覚悟できれば、死にそうだからといってあわてて病院にかつぎこむこともなくなります。

　そうなった時にも何か治療してもらおうと考えるから、家では危ないという結論になるんです。もう末期なんだということを覚悟して、万一のことが生じるのも仕方ないんだと思っていれば、あわてないで済むでしょう」

☺「昔は、みんな家でふつうに亡くなったんですものね」

Dr「腹水《ふくすい》がたまったりした時、ぬくのは医者でないと無理ですが、点滴《てんてき》をしないで、体内に入れる水分をしぼってみれば、腹水も楽になることがあります。下血《げけつ》とか出血するとびっくりするでしょうけれど、血がめだたないように、赤いタオルで患者さんの体を包みこんで、抱いてあげてればいい。出血はじきに止まる場合もあります」

☺「出血はがんのせいなんですか？」

Dr「そう。粘膜《ねんまく》や皮膚の表面にできたがんが、食べ物やセックスで刺激されると、がんで弱っていた毛細血管《もうさいけっかん》が破れて出血するんです。進行がんだと、ひどい場合は一気に下血します。多量に出血して貧血になると、呼吸が苦しくなるので、輸血する場合もあります。輸血で、ある程度命をつなぐことはできます。

　口から少しでも食べられれば、高カロリーの中心静脈栄養《ちゅうしんじょうみゃくえいよう》（ＩＶＨ《アイブイエイチ》）や濃厚流動食はしないほうが自然。そして無理して食べないこと。家族も、せっかくつくったのだから食べて、なんて言わないほうが患者さんが精神的に楽です。
亡くなる前には食欲が落ちてきて、まず固いものが食べられなくなります。水も飲めなくなる。急に脱水《だっすい》症状になるとつらいかもしれませんが、徐々になった場合は耐《た》えられないほどの苦痛を伴うことは少ないです。そして体の中の水分が不足した状態になり、しばらくして亡くなるというのが自然な姿なんです」

『花の下にて吾《わ》れ死なん』自宅で迎える静かな死

☺「いつごろまで在宅《ざいたく》でいられますか？」

Dr「一般にぎりぎり数日前まで可能です。最期《さいご》まで在宅の人も多いです」

☺「ご自分のつらい体験談を講演会で私たちに話してくださった方が、先日、自宅で静かに息を引き取られたんですけど、旦那《だんな》さんが『夫の私が言うのもなんですが、家内《かない》は立派な最期でした』と語っておられました」

Dr「家族にとっても、自宅で最期まで看取《みと》ってあげられたほうがいいようです。よくドラマにあるような、コトリと死ぬ静かな死というのは、医者が立ち会う必要もありません。ぼくが治療した人の家族から、『お風呂に入ろうとしてぽっくり亡くなりました。静かな最期でした』という手紙を頂いたことがあります。『花の下にて吾れ死なん』と言っていた方の娘さんからは、『父はかねてからの希望どおり、桜の頃に自宅で静かに亡くなりました。いつでもご来診くださいと書かれた先生からの葉書を枕元に貼《は》って、心の支えにしていました』という手紙を頂いたこともあります。自宅で家族の愛に包まれて、心静かに旅立たれたことを喜んで、ぼくも、医者として満足の涙を流しました」

「看《み》てくれる家族が1人しかいなくても、在宅のまま死ぬことはできますか？」

Dr「最期の危篤《きとく》状態の時に寝ずに看病《かんびょう》する場合もあるので、1人だとつらいかもしれません。そうなると、どうしても複数の家族がいないと大変。でも家族が何人いても、家族の留守に亡くなることもあります。家にいられたんだから、本人は病院で亡くなるより幸せでしょう。また人手の問題は、派出婦協会などに相談して解決している人もいます」

「医師が立ち会わないで亡くなると、検視《けんし》が必要になったりしませんか？」

Dr「自宅で急に倒れて亡くなっても、かかりつけの医者がいれば、死亡診断書を書いてもらえます。以前、家で急死した人がいて、ぼくが呼ばれて行ったら、かかりつけの医者が来たからと、来ていた警官はすぐ帰りました。がんの末期ではめったに急死はありませんが、医者がいない時に亡くなったら、家族は手を触れないでそのままにして、警察やかかりつけの医者に連絡すれば、たいていは検視にならないで済みます。

　一方、本当にあと1週間くらいとなると、本人も医者もわかります。そこまで自宅でがんばったんだから、最期まで過ごせるんじゃないかと思うんですが、最期の1週間くらいになって、がまんしきれなくて、本人が入院させてくれという人もいます」

☺「それは、病院だと何かしてもらえるからですか？」

Dr「いや、病院に来ると、なんとなく安心するんでしょう。ぼくたちがしてあげられることは少ないんですが」

☺「いったい、どんなふうになって死ぬんですか？」

Dr「乳がんだと、肝転移《かんてんい》による肝不全《かんふぜん》と、肺転移《はいてんい》が多い。呼吸面積が少なくなって、酸素が不十分で意識が下がる。心臓の力が弱くなる。苦しい時は睡眠薬《すいみんやく》で意識を下げるというやり方があります。その前にモルヒネを使うほうが先かもしれません。苦しさを軽減してあげられることがけっこうあります」

11 がんで死ぬのは自然、治療で死ぬのは不《ふ》条《じょう》理《り》

一《いち》か八《ばち》かの大手術に賭《か》けるのは危険すぎる

☺「転移したあとは、どうやって生きるんですか？」

Dr「自然に生活していればいいんです。とりあえず今日と明日が大事と思って、体調を保って1日1日気分よく過ごす。このくり返しでいく。今の自分の体の状態を信じて生きる。痛みや苦しさは必ず取ってあげますから」

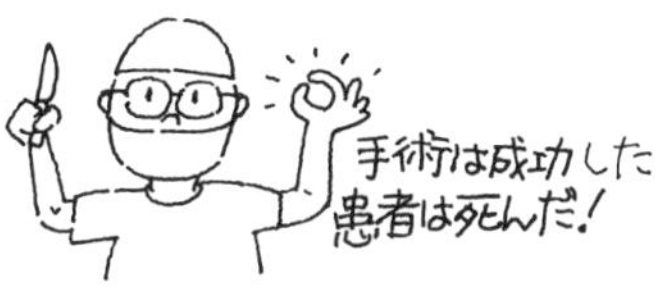

☺「ひたひたと死期が来るのを待つだけなんて…」

Dr「うん、つらいですよね。そういう時には、自分だけが死ぬんじゃない。人間は誰だって死ぬんだと開き直ってほしい。

こう考えたらどうでしょう。転移した時は、水が足元にひたひたと寄せてきた状態。だんだんと転移が広がって痛みが出てくるのは、ちょうど膝《ひざ》まで水が来た、腰まで来た、胸まで来た、という状態。でもあわててはいけません。首まで水が来ても溺《おぼ》れているわけじ

ゃないんですから。自分はまだ溺れていないんだ、ワラをつかんじゃいけないと考える。少し離れたところにあるワラに手を出した途端に、深みにはまって溺れることになります」

☺「転移したらもう治療法はないと言いますけど、大腸がんなどで、再発するたびに開腹して、5度も6度も手術して、それで長生きしているとかいう話がありますよね」

Dr「そういう話を聞くと、ああやっぱり自分も手術を受けたほうがいいかなと思ってしまうでしょう。でも、なぜそういう話が取りあげられると思いますか？」

☺「うーん。やっぱり珍しいから？」

Dr「そう。いかにそういう幸運なケースが少ないかという証拠です。皆さんは、手術を勧《すす》められた時には、手術でどのくらい死ぬのか、体重は何キロ減るのかを必ず聞くこと。うまくいったケースに心を奪われると、だいたい命も奪われます。

何の症状もない時に、何か治療して状態が良くなることはありません。無症状の時は、やればやっただけ必ず悪くなります」

☺「患者としては、逆に、体力のある今のうちになんとか勝負したい。だから『たとえ1%の可能性でも、やってみてください』と言ってしまうんですよ」

Dr「そうなんでしょう。でも、そこでよく考えなければ。今日どこか大手術して、明日からすごく健康度がアップすると思えますか？　思えないでしょ。何か痛いとか苦しいとかあれば、治療してその状態からぬけだせますが。

たとえば、膵臓《すいぞう》がんの治療法では、ごっそり周辺をふくめて切除するのと、腸をつなぎなおすだけのバイパス手術があるんですが、バイパス手術には意味があります。閉塞《へいそく》状態を解除すれば、食事が食べられるようになって、翌日からふつうに生活できます。それで、ごっそり切除する手術と生存期間は変わらない、というよりむしろ長い。

日本のある医者が、アメリカで得々として、自分の手術を『こんなにきれいにたくさん取れるようになりました』と紹介したところ、『この方はどのくらい生存しましたか』と質問され『3ヶ月です』と答えたら、会場から失笑《しっしょう》されたそうです」

☺「例の『手術は成功した。患者は死んだ』ですね。なかなか含蓄《がんちく》のある言葉ですね」

☺「ごっそり取る手術って、どのくらい取るんですか？」

Dr「膵臓がんは膵臓の一部ないし全部、それとリンパ節、十二《じゅうに》指腸《しちょう》、それに胃袋」

効《き》かない抗がん剤治療を続けると命を縮《ちぢ》める

Dr「治らないとわかってからも、抗がん剤治療を続けている医者が多すぎます。『効かない』ということは、抗がん剤が『ただの毒』になることなんだから、毒をどんどん体に入れ続けることになり、それでまいってしまう可能性が高い。胃がん、肺がん、大腸がん、乳がん、どれも抗がん剤で寿命《じゅみょう》が延《の》びている確実な証拠はありません。確実なのは、毒性が蓄《ちく》積《せき》して、生活の質が悪くなること。はっきり命を縮《ちぢ》める場合もあります。そういう話をして、患者さん本人に選択させるべきです」

☺「なぜ、患者に選択させないんですか？」

Dr「逆説的ですが、メニューを見せてしまうからかな。医者としては、この治療をしてもむだだ、かえって苦しめるだけだとわかっていても、『これこれの方法もあります。ご希望でしたらやります』と言う。しかし内心は、『いいです。やらないでください』と言って断ってくれればいいなと思っている医者もいるんです。

　ところが、患者さんのほうは『先生がせっかく言ってくれたんだから、やってみよう』と思ってしまう。家族も『先生が言うからには見込みがあるんだろう』と期待してしまう」

☺「はっきり言ったらいいじゃないですか」

Dr「抗がん剤が標準治療とされているので、医者のほうから否定するのがいやなんでしょうね。医者の多くは『もう治療法がない』と言うのは、医者として敗北のように感じてしまう。あるいは、患者に希望を持たせるためとか、理屈《りくつ》をつけて続けるわけです」

☺「患者は苦しむばかりですね。そんなの残酷だわ」（一同うなずく）

Dr「患者さんのほうで断る以外に道はありません。そして、医者が2度目の抗がん剤や放射線はしないほうがいいと言っている時には、素直に従ったほうがいい。理由があってそう言っているんですから。末期では、医者に何かしようと言われたら、眉にツバし、何かをやめときましょうと言われたら、素直に聞くのが道を誤《あやま》らないコツ」

大病院では末期に抗がん剤の実験台にされる？

Dr「医者の多くは、患者さん本人ではなく再発や転移しか見えないし見ようとしないから、なんでも治療したがります。2度目でも3度目でも治療しようとする。他方患者さんは、自分のかかえている現在の状態が一番悲惨《ひさん》だと思ってしまって、再治療に同意します。再治療したら、今よりもっと悲惨になりかねないことを知らないし想像できないから。医者は、より悲惨になることを知っているんだから、それを患者さんに知らせる義務があるはずなんだけど、言わない。

　なぜ言わないと思いますか？　1つは、患者さんの体を使って、新薬の実験ができなくなることをおそれているのかもしれません」

☺「えっ？　末期の患者が実験台にされるんですか？」

Dr「そうなんです。がん専門病院や大学病院などでは、動物実験などをして開発した抗がん剤候補を、実際の患者さんに使って臨床試験をしています。抗がん剤の毒性試験の場合、人間に最初に試すのは再発患者さんでやることになっています。なぜかというと、抗がん剤は100％毒物なので健康人を実験台にはできないこと、どのくらい使ったら人間が死ぬかというぎりぎりの量を知るための試験で治療目的はないので、治《なお》る可能性がある初回治療の患者さんに実験するのは倫理的ではないという理由からです。

実験台にならないためには、そういう病院に(関連病院にも)入院しないこと。こういう病院は、本来『積極的な治療』をめざすところだから、末期になってもまだ入院していると、抗がん剤の実験に組みこまれ、悲惨な目にあいます。ひどい場合は、臨床試験中に患者さんが痛みを訴えても、鎮痛剤《ちんつうざい》を使わないという医者もいます。鎮痛剤を使うと、抗がん剤が効いてシコリが小さくなったために痛みが止まったのか、鎮痛剤の効果なのか区別がつけにくくなり、抗がん剤の効果を判定しにくいからだというんです。

また、薬の実験で何か別の薬を併用してしまうと、どちらの効果が出たのかわからなくなって、報告からはずさなきゃならなくなりますし」

☺「なんてひどい!!」

薬の名を聞いて『新薬』なら断ろう

☺「そうかといって、すぐに退院できないし、実験なのか治療なのかわからないとしたら?」

Dr「それもそうです。まずできることは、薬の名を聞く。名前を教えてもらったら、保険で使える薬かどうかを聞く。保険適用《ほけんてきよう》になっていないとすると、新薬でこれから臨床《りんしょう》試験

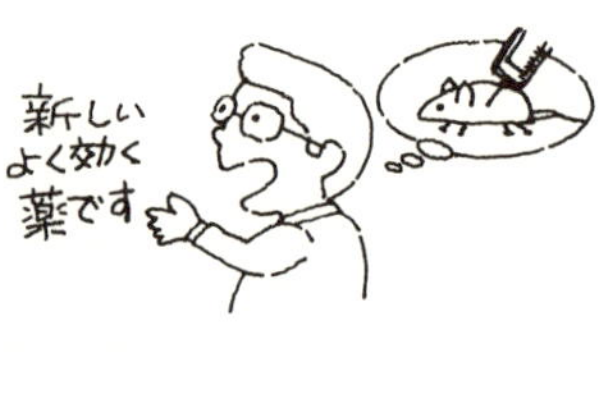

する薬だろうから『いりません』と断る。保険適用になっている薬の中にも、いい加減な薬はあるけど、まあ、保険適用になっているかどうかは、最低限の目安にはなります」

☺「『新しいよく効《き》く薬です』なんて言われたら？」

Dr「それでも『私はいいです。誰か他の方にあげてください』と断る。『よく効く』とか『有望です』というのは、副作用が強いだけかもしれません。本当に効くなら試す必要もないわけです。副作用が未知だからこそ、患者で試そうとするわけで、患者さんの側でも、今後はそう画期的《かっきてき》な薬は出ないと思っていたほうがいいでしょう」

よぶんな点滴《てんてき》で、ベッドの上で溺死《できし》する危険もある

Dr「点滴の害はいっぱいあって、まず1番目の害は、効果がはっきりしていないこと。点滴で栄養補給できる量はわずかなもので、人間に必要な量はとれません。そこでもっと高カロリーの輸液《ゆえき》（中心静脈栄養《ちゅうしんじょうみゃくえいよう》・IVH《アイブイエイチ》という）を、針をさして鎖骨《さこつ》の下から点滴で入れます。これは腸の手術などのあとで、体力を維持《いじ》させる方法としては有効ですが、がんでものが食べられない時に、点滴して命が延《の》びているかどうかは証明されていません」

☺「くじ引き試験がないということですね？」

Dr「試験はしましたが、証明できなかったんです。だから無意味なんでしょう。何か栄養

を与えないといけないという思いこみが、医者を含めみんなの側にありますが、状態が悪くなっている人にやるから、水分の排泄《はいせつ》がうまくいかなくなって、手や足のほうから中心に向かってむくみが進んで、最後は肺がむくみます。肺に水分がたまると、バイキンが取りつきやすくなる。また、肺に水分がたまると、痰《たん》、咳《せき》が出やすくなります。全体として体重が増えるから、心臓や肺にはもっと負担がかかります」

☺「ヤセ馬にムチ打つようなものですね」

Dr「そのとおり。ひっきりなしに痰が出るから、口からチューブを入れて吸い取る。体力が落ちて筋力もないから、咳もできない。すると苦しむから、気管切開《きかんせっかい》されることになる」

☺「気管切開って、喉《のど》に穴をあけるんですね。しゃべれなくなる」

Dr「そこから時々チューブをさし入れて、痰を吸い出すんですが、そうしても、奥からどんどん出てくるから苦しくなる。患者さんは、しゃべれなくなっただけ損です。点滴しないと、痰はあまり出ないから苦しくない。ぼくが放射線科に入ったばかりの30年前は、6人部屋のがん患者のうち5人までが、亡くなる前に気管切開されていました」

☺「最近はどうなってますか？」

Dr「今はゼロ。点滴をしないことが大きいと思います。

点滴の2番目の害は、注射針をさしたところが痛いこと。胸にさす時に肺をさす危険もあります。そして四六時中《しろくじちゅう》、点滴台をガラガラと持って歩くことになるので、行動の自由が奪われます。管（カテーテル）にバイキンがつくと、熱が出たり敗血症《はいけつしょう》になって死ぬこともあります。日本では、中心静脈栄養（IVH《アイブイエイチ》）のカテーテル関連感染症で、年間1万人が亡くなっているという推計もあります。

3番目の害は、がんの進行を早める可能性。がんは、人間が何も食べなくても、体のあちこちの栄養を奪って大きくなるんですが、さすがに人間から奪える量にも限界があるのかもしれません。そこにわざわざ栄養を与えると、成長が促進《そくしん》される可能性があります」

☺「では、点滴はまったくむだなんですか？」

Dr「少々の点滴、ボトル1本くらいなら脱水《だっすい》状態が改善できて、患者のためになるかもしれません」

☺「点滴が必要な場合は？」

Dr「骨の転移で、カルシウムが骨から血液の中にどんどん出てしまい、高《こう》カルシウム血症《けっしょう》になることがあります。吐《は》き気《け》が出てくるので、こうなると腎臓《じんぞう》から排出させるためには水分がいる。点滴で洗い流す必要があります」

☺「点滴が必要かどうかは、どこで判断したらいいんですか？」

Dr「口から食べられるなら、点滴は受けないほうがいいです。たとえ、ごはん三口《みくち》程度でも、口から食べたほうがいい。点滴を受けると、とたんに食欲がなくなります。血中《けっちゅう》の糖があがると、脳の満腹中枢《まんぷくちゅうすう》が刺激されてしまうから。点滴《てんてき》でブドウ糖を入れ続けると、四六時中刺激されっぱなしになります。『食欲がないから点滴しましょうね』なんて言われて入れられてしまうから要注意。

太古《たいこ》以来、人間はがんとつきあってきたので、つきあい方は体が知っています。点滴はたかだか100年くらい。体のほうも、つきあい方がわからないんじゃないかと思います。

点滴は次のような悪循環にもなります。水分が入るからおしっこがたくさん出る。しょっちゅうナースコールする。ナースに嫌《きら》われ、忙しいからと膀胱《ぼうこう》にバルーンカテーテルを入れられる。これは『尿量をチェックせよ』という指示が入るせいもありますが。末期で尿量を測る意味はないのにね。数値を見ていると、何か患者さんの状態を把握《はあく》できた気になるんでしょう。点滴しなければ、おむつで済む可能性が高い。

また、点滴は抗がん剤を入れるルートにもなります。最近は、アメリカでは在宅《ざいたく》医療がさかんで、業者もたくさんあって、退院すると、そういう業者の医療チームが巡回《じゅんかい》してきて『在宅で抗がん剤をやりましょう』というのが流行だそうです。こういうのは医療産業の陰謀《いんぼう》であって、患者が幸せになったとは思えません。日本も、ややその方向にあります」


「もし病院とか在宅医療で『点滴します』と言われたら、どうしたらいいんですか?」

Dr「自分の腹のくくり方次第です。まず入院しないことが一番いい。もし入院したとしても、早く退院することを考える。点滴も、いやだとはっきり言いましょう」

末期の『儀式《ぎしき》』は拒否する、と伝えておこう

Dr「家族が前面に出てくると、本人が不幸になることが多いですね。脳転移《のうてんい》で意識がなくなったり、モルヒネの量がちょっと多すぎて意識がうすれたりすると、家族が『もう1回目をさまさせてくれ』と言うことがあります。患者さんは、苦痛から逃《のが》れて、やっと楽になったところなのに。ようやく幕がおりかけたところで、そう言う。ある時、家族の頼みで無理やり覚醒させたら、『なんで目をさまさせたんだ』と怒った患者さんがいました。

それから、人工呼吸器につなぐのも問題。『人工呼吸器と心肺蘇生術《しんぱいそせいじゅつ》は拒否する』と、家族にもしっかり言っておいたほうがいい。心肺蘇生術は、ただの儀式です」

☺「なぜ、儀式だと言えるんですか？」

Dr「心肺蘇生術は、心臓マッサージと口移《くちうつ》しで空気を入れるマウストゥーマウスが本来セットなんですが、医者ががんの末期に口移しをしているのは見たことがありません。ぼくもしたことがない。要するに、医者の側は本気ではないんです」

☺「そうやったことで、どのくらい最大で生きられるんですか？」

Dr「がんの場合は、末期でもうだめとわかってからやるから、意識はほとんど戻りません。ただやっている間は、心電図《しんでんず》がピコピコ動く」

☺「よく馬乗りになって、家族を病室の外に出してやってますよね。肋骨《ろっこつ》もボキボキ折れ

るし。なんであんなにやるんですか？」

Dr「だから一種の儀式なんです。家族の手前《てまえ》の体裁《ていさい》だけです」

☺「やるというのは、マニュアルにあるんですか？」

Dr「ありません。ただの習慣で、今までずーっとやってきたから、ここで本人や家族に相談なしにやめたらいけないんじゃないかと思いこんでいるんです」

☺「そんな。私たちとしては、相談もなしにやるほうがいけないと思ってるのに」

Dr「そうでしょう。いかに医者の常識が世間常識とずれているかですよね。ただ『やりません』というドクターもだんだん増えています。医者も家族に相談してみたら、『なんだ、家族も望んでないんだ』と気づいたんです」

☺「それは誰が決めるんですか？　医者の裁量ですか？」

Dr「家族と話し合います」

☺「本人とは？　本人の思考能力がある時に、話し合っておくことはできないんですか？」

Dr「ぼくはそうしてきましたけど、以前は全員とではありませんでした。今は、なるべく全員と話し合うようにしています。心臓マッサージをしたって、20〜30分とか、長くても1日のちがいです。だから、ぼくは相談してない場合もやりません」

☺「家族が留守の間に亡《な》くなることはありますか？」

Dr「ありますよ。つきそいなしで亡くなる人も多い。そういう場合もあると家族にきちんと言っておかないから、夜中に亡くなると、家族が到着するまで心臓マッサージをやることになって、昔は『オーイ、まだかぁ』なんて言ってやっていました。家族が到着してすぐやめるのもまずいからと10分くらいは続けて、それで、おもむろに『ご臨終《りんじゅう》です』。
　本当の意味での信頼関係がなかったから、そんな形でしか格好《かっこう》がつかなかったんでしょうね。家族も本人にがんだと言ってなくて、あれもしてやりたい、これもしてやりたい、だけどしてやれなかった…、そこで最期《さいご》に何かしてやりたいということで、患者はよぶんなことをされることになります」

「日中、家族のつきそいのあるうちに亡くなるようにしたら、どうなんですか？」

Dr「昇圧剤《しょうあつざい》で調節する医者もいます。でも、それではあまりにも命をもて遊ぶような気がします」

「それに、意識がないなら臨終に家族が立ち会う意味もないですよね」

「あら、意識がなくなっても、聴覚《ちょうかく》は最期まで残っていると言いますよ」

「あのね、臨終に立ち会うのは、よく親族の誰かが、患者の耳元で何か聞いたようなふりをして『皆さん、今こう言いましたよ。あとはお前に任せるから、これこれしかじかと』とかいうのがあるでしょ。遺産相続の問題なんかもあったりして。そういうことがあるといけないから、みんなで立ち会うんですよ」

「へぇー。さすが年《とし》の功《こう》。よく知ってますね」

12 たかががん、されどがん

がんは老化の一種。細胞は昔、一度転移した？

☺「将来、転移するのを防ぐ薬が開発されますか？」

Dr「可能性はありますが、無理でしょう。転移するのを防ごうと何かしても、逆に促進《そくしん》しかねません。人間の体には、60兆《ちょう》からの細胞がありますが、元をたどれば1個の細胞。それが分化して、それぞれの臓器《ぞうき》をつくり、それぞれの機能を身につけています。臓器をつくる時に、すべての細胞は居場所を変えながら形づくっていくわけです。

つまり、ほとんどの細胞の祖先は、かつて一度転移、ないし移動したのです。そのあと分化《ぶんか》してそこに落ち着いた。それががんとなると、一度獲得した機能をふるい落として、より原始的な状態に戻ろうとする。その時に、昔持っていた性質が発現して、転移するわけです。また、がんが持つどんな機能も、人間の体の中にある、どこかの細胞が共通して持っています。たとえば、血管にもぐりこむ作用は、白血球が持っています。もし薬がが

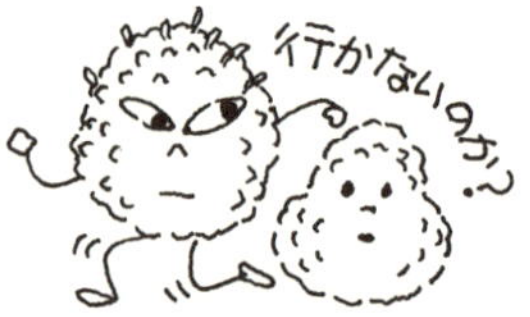

んに効くとすると、白血球の作用をも抑《おさ》えてしまう可能性があります」

「細胞のレベルではなく、分子のレベルで考えたらどうなんですか？」

Dr「分子のレベルで考えると、ぼくたちの体に起きていることは、偶然《ぐうぜん》の所産《しょさん》ではなくて、すべて必然なんだと思います。宇宙の中から生命体ができた時は偶然なのかもしれないけれど、人間が生まれたあとは、体にがんができてくるのは必然。がんができた瞬間は偶然かもしれないけれど、そのあとは必然の経過をたどってゆくわけです。

今までは、転移する人と転移しない人がいるのは、何かルーレットのようなもので決まっている、たまたま当たった人が運が悪い。たとえば、乳がんなら3割の人が運が悪かったとぼくたちは考えていました。しかし、そうではなくて、もともとがん細胞が転移する能力を持っているかどうかのちがいで、あとは、必然の経過をたどって転移が成立している、と考えたほうがいいのです」

「でも、途中から突然変異して転移能力を獲得す

●米国コネチカット州における乳がん患者の発生数と死亡数の推移（人口10万人あたり。年齢補正ずみ。）

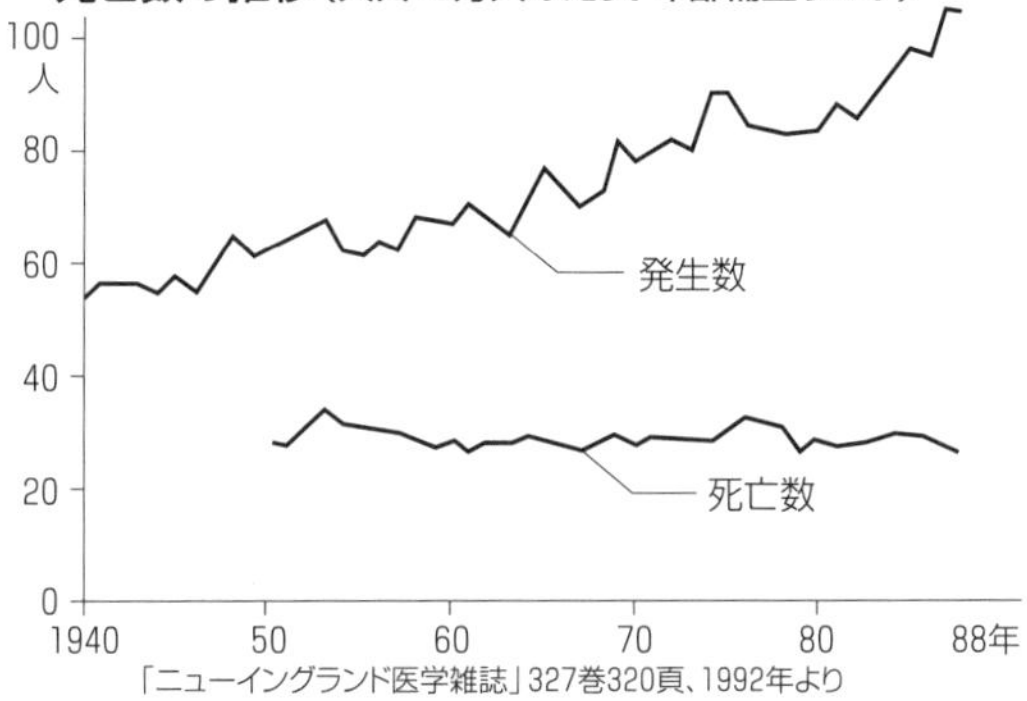

「ニューイングランド医学雑誌」327巻320頁、1992年より

る、という説もありますよね」

Dr「それも含めて、決められた必然だったんじゃないかと思います」

☺「もしそうだとすると、医学が進歩しても、転移して亡《な》くなる人の数は、一定になってきてしまうんじゃないんですか？」

Dr「確かに。米国の統計ですが、１９４０年代から１９８０代にかけての人口10万人当たりの乳がんによる死亡数は一定です。乳がんと診断される数のほうは、2倍以上に増えているんですけれど」

がんは遺伝子《いでんし》に仕掛《しか》けられた時限爆弾

☺「亡くなる人の数が一定というのは、どういうことなんですか？」

Dr「ぼくは、がんは老化の一種だと思うんです」

☺「あらやだ。私はまだ40代だし、まだ20代の人だっていますよ」

Dr「子どものがんは、生まれながらにしてある遺伝子の傷が影響していますが、20歳を過ぎると、ある細胞だけが老化しているという人がいます。ぼくは、がんはもともと遺伝子に組みこまれている自爆装置のようなものだ、と考えています」

☺「えっ、時限爆弾みたいなものですか？」

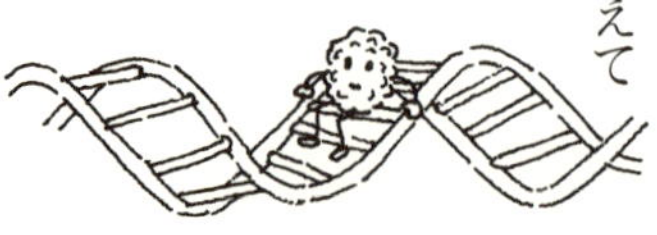

Dr「そう。長い時間かけて、ゆっくりとスイッチが入る自爆装置です」

「がんにとってみれば、再発も転移も自分が生きるため、その結果なんですね。不幸なことに、宿主《しゅくしゅ》の人間を殺してしまうと、自滅《じめつ》してしまう運命なのに」

Dr「遺伝子に自爆装置がついているというのは、生物の宿命でしょう。細胞や個体が古くなったら、どこかで新しいのに換えないといけないですから」

「と、遺伝子が考えているわけですか？」

Dr「まあね。でも細胞は新しくなりませんから、子孫をつくらせる一方、親を滅ぼすようにプログラムした。でも、がんは宿主を殺すといっても、すぐじゃない。実に長い時間、人間と共存している自爆装置とも言えます。がんができてから発見されるまでには、長い時間がたっています。その間は、ほとんど宿主に気づかれないで過ごす。皆さんだって、何の自覚症状もなかったでしょう？」

「がんのほうからすると、共存してきたのに、今さら急に憎《にく》まれるなんて。そっとしておいてほしいってわけですか？」

Dr「そう。お年寄りだとか、がんと闘《たたか》うだけの体力のない人は、そっとしておいたほうがいいです。寿命《じゅみょう》が延《の》びてきて、『がんで死ぬのは自然』なんですから。体の中の60兆もの細胞が、無傷《むきず》のまま長生きできるとは考えられません」

「私は、今まで『がんで死ぬ』というと、何か『無念《むねん》』という響きを感じましたけど、

『異常な死』という感じはなくなって、もしかしたら自然な死なのかな、と思えてきました。自分でも不思議なんですけど、こわくなくなった気がします」

「世の中の人はみんな『がんはこわい』というイメージを持っているけれど、それは、がんがこわいというより、『がん治療がこわい』からじゃないかって、このごろ思います」

「私は、転移はシコリを見つけるよりずっと前に起きていると聞いて、油断もスキもあったもんじゃないって思ったけど、転移のメカニズムなんか見ると、がんもけっこう苦労しているんですね。ちょっぴりがんが身近に思えてきました」

「私は、死ぬならがんで死ぬのが一番いいなと思っているわ。最期《さいご》まで意識ははっきりしていられるし、痛みはモルヒネで済むし、手術しなければ後遺症《こういしょう》もなくて済むし」

「私も、他の病気より、がんのほうが、家族とお別れする時間があっていいと思う」

「私も、今勉強している中では、自分の中で整理できた死に方としては、がん死は納得できますね」

Dr「そう言ってもらえると、医者としても気が楽になります」

気力《きりょく》には副作用がない！

「私たちの治療結果はどうなんですか？」

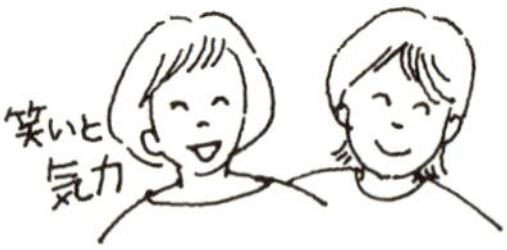

Dr「温存療法で治療した1期の10年生存率は92％で、2A期は86％。他施設で乳房切除術を受けた人に比べて成績がいいくらい。患者さんは全国から来るから平均的ですし、どうしても乳房を残したくて、他の医者を転々としたあとに来る人もいますから、むしろ治療開始は遅いくらいです。どうして結果がいいのかなあ」

☺「1人1人、個人に合わせた治療を受けているからだと思うわ。それに温存療法は、手術が小さい分、体へのストレスが少ないし」

☺「私は集中的な治療の効果だと思う。初回治療で徹底的にやるので先手《せんて》を打っている感じ」

Dr「そう。たぶん治療の仕方が過不足ないんでしょう。それと皆さんの気力かなあ。だいたい周囲の反対を押し切って自分で治療法を選んだ人たちが多かったから、気が強い。いや、人生に対して積極的ですよね。気力がある。うん、これですね、原因は」

☺「気力のある人とあきらめてしまう人とでは、治《なお》り方がちがうと本で読んだことがあります。気力があると、がんにどんな影響があるんですか？」

Dr「どんなと言われても困りますね」

☺「それじゃあ、民間療法に患者がすがるのを批判できないじゃないですか」

Dr「皆さん最大のちがいを忘れていますよ。『気力』には副作用がない！」

☺「じゃあ、笑ってすごせば、転移の予防になるかもしれませんね」

Dr「いいですね。ぼくも勧《すす》めたい。外来の検査で数値を測るより、今日は何回笑いましたか、気力は充実してますかって問診《もんしん》したほうがいいかもしれません。それから、この本を読んでくれた人が、1人でも、不条理《ふじょうり》な治療で苦しむことがないようになってくれればいいと思っています。皆さんとも十分に語りあえて良かった。ぼくも勉強になりました。ありがとうございました。気をつけて帰ってください」

☺「ええ。せっかくがんが治ったのに、交通事故なんかにあったら悔《くや》しいから、みんな気をつけてるんですよ。だって『他病死《たびょうし》』なんてことになったら、生存率の計算からはずされちゃうじゃないですか。私は、100歳まで生きて、老衰《ろうすい》で死ぬつもりなんですから」

☺「老衰って、がんのことでしょ。私も、100歳まで生きて、老衰で…」

☺「アハハハ」（一同爆笑）

第2部　他のがんの再発・転移

1 再発・転移の対処法

がんは、胃、肺、大腸、肝臓《かんぞう》など、いろいろな臓器《ぞうき》・組織から発生し、初回治療の方法はそれぞれ異なります。しかし再発・転移の場合には、対処法は似てきます。再発・転移をつらぬく原理が同じだからです。それゆえ、1つのがんについて理屈《りくつ》と対処法を極《きわ》めれば、他のがんについても応用がききます。本書で乳がんを題材に検討してきたゆえんです。

ただ、がんの初発《しょはつ》(原発《げんぱつ》)部位によって、再発・転移した場合の考え方や対処法を違えたほうがよい場合があります。ここでは、最初に用語を整理し、再治療に使われる方法について概観し、そのあと部位別に述べていきます。

●用語の整理

広い意味での「再発」は、「局所《きょくしょ》再発」「領域《りょういき》再発」「臓器転移（遠隔転移《えんかくてんい》）」の3つのタイプを含みます。狭い意味での「再発」は「局所再発」をさします。

局所再発には、①がんが初発した臓器に生じるものと、②初発臓器は切除されていて、その周囲に生じる再発とがあります。胃がんを例にとると、胃部分切除術や粘膜《ねんまく》切除術のあと胃内に再発する場合が①で、胃全摘《ぜんてき》手術後に周辺に再発するのが②の場合です。胃部分切除術のあと、胃の内部と胃の周辺に再発してきた場合は、②の場合と考えるのが妥当《だとう》です。

領域再発は、舌《ぜっ》がんが頸部《けいぶ》のリンパ節に再発した場合のように、がん初発臓器からのリンパを受けているリンパ節に再発した場合です。局所再発と領域再発をあわせて「局所再発」ということもありますが、以下の解説では、両者を分けて表現します。

臓器転移は**遠隔転移**ともいい、初発臓器とは別の臓器に再発した場合です。1つの臓器にだけ転移する場合はまれで、たいてい別の臓器にも転移が潜《ひそ》んでいます。また、初発臓器から離れたリンパ節に再発した時は(たとえば子宮《しきゅう》がんの頸部リンパ節転移)、領域再発ではなく、臓器転移と同じです。

●再治療法の候補

①手術

・局所再発

初回は放射線で治療していて臓器が残っていれば、局所再発を手術すると局所への再々発を防げることがあります。しかし多くの場合、どこかに臓器転移が潜んでいるので、結局治《なお》りません。

食道、胃、大腸などで行われる粘膜《ねんまく》切除術のあとの局所再発も、がんが同じ臓器の中にとどまっていれば、再治療によって治《なお》る可能性があります。再度、粘膜切除術を行うか、臓器摘出術（全摘《ぜんてき》あるいは部分切除）もしくは放射線治療にするかは、がん発生臓器と進行度によって異なります。

初回治療の時に臓器を全摘したあと局所に再発した場合、再手術は技術的に難しく、仮に技術的に可能でも、99・9％治りません。初回治療が臓器部分切除の場合には、再手術で治ることがあります。胃がんで胃を部分切除したあと、残胃《ざんい》に再発してきたような場合です。しかし、胃の外にがんが広がっていると、故逸見政孝さんに東京女子医大で行われた再手術がそうだったように、手術しても治りません。

・領域リンパ節再発

日本では初回手術に際し、リンパ節の郭清《かくせい》（ごっそり取ること）が行われていることが多いので、そういう手術のあとリンパ節の領域に再発した場合には、再手術しても治りません。これに対し、初回治療でリンパ節を手術していない場合、または放射線の照射にとどめていた時は、リンパ節郭清をすると一定割合が治ります。

・臓器転移

脳、肺、肝臓に転移があって、1～2個に限られているように見える場合、以前はよく手術をしました。しかし、たいてい同じ臓器に再発し、別の臓器にも転移が現れるので、手術はすたれてきて、放射線治療がとってかわりつつあります。大腸がんの肝転移《かんてんい》は例外です（253ページ）。

・症状緩和《かんわ》目的

再発患者にとって、手術は心身ともに負担になるので、この目的で手術が行われることはほとんどありません。例外的なのは、脊髄《せきずい》マヒの予防手術です。背骨に転移して脊髄を圧迫し、四肢《しし》マヒが生じる危険がある時に、放射線治療か手術かを天秤《てんびん》にかけて、手術を選ぶ場合があります。

②放射線治療

・治癒《ちゆ》目的

臓器全摘術や部分切除術のあとの局所再発を、放射線で治すことは困難です。周辺に広がっていたり、臓器転移があることが多いからです。これに対し、子宮頸《しきゅうけい》がん円錐《えんすい》切除術後や、食道《しょくどう》がん粘膜《ねんまく》切除術後の局所再発のように、再発病巣《びょうそう》が限局していて腫瘍《しゅよう》量が少ないと考えられる場合には、放射線で治る可能性が高い。

・症状緩和目的

かつて日本では、放射線は再発・転移の治療専用と考えられていた時代がありましたが、それほどいろいろな場合に使われます。詳細は5章（「放射線のメカニズム」79ページ）に述べましたが、臓器転移に対し担当医から切除手術を提案されたら、放射線治療の可能性を今一度検討されるとよいでしょう。放射線治療医にセカンド・オピニオンを求めてください。

③抗がん剤治療

・治癒《ちゆ》目的

抗がん剤で治《なお》すことができるがんは、たいていの場合、初回治療時に抗がん剤を使っているので、再発がんは抗がん剤に耐性《たいせい》（効《き》かなくなること）があります。それゆえ抗がん剤治療をしても、治らないのが原則です。例外として、急性白血病や悪性《あくせい》リンパ腫《しゅ》の再発は、造血幹細胞移植《ぞうけつかん》をともなう高用量化学療法を行うと、一部が治ります。しかし、患者さんの何割もが副作用死する危険な方法です。最近では、そこまで高用量を用いない「ミニ移植」の方法も試されていますが、いまだ研究段階といえるでしょう。

別の例外は、一部の悪性リンパ腫や睾丸腫瘍《こうがんしゅよう》で、初回治療に抗がん剤を使っていない場合の再発です。

・延命《えんめい》目的

初回治療に抗がん剤で治癒させられるのは、急性白血病と悪性リンパ腫の一部、睾丸腫瘍、子宮の絨毛《じゅうもう》がん、小児がんしかありません。それ以外のがんに対する抗がん剤治療は、延命を目的としています。しかし、胃がん、肺がんなど固形腫瘍のほとんどは、抗がん剤で延命効果が得られるか否かはっきりしていません。初回治療にしてそうですから、再発時の抗がん剤治療には延命効果もないと考えておくのが妥当です。

見方を変えると、固形腫瘍の中で抗がん剤の効果が一番顕著なのはおそらく乳がんです。それゆえ、「乳がん再発時の抗がん剤治療に意味がなければ、他のがんでも意味がない」、「乳がん再発時の抗がん剤治療に意味があれば、他のがんでも意味がある可能性がある」、と考えられますから、その目で4章（「抗がん剤のメカニズム」54ページ）を読んでみてください。

・症状緩和《かんわ》目的

骨転移《こつてんい》の痛みや、肺転移《はいてんい》からくる呼吸困難などの苦痛緩和を目的として抗がん剤を使うのはどうでしょう。がんの種類によって率の高低はあっても、腫瘍縮小効果がみられることがあるので、その場合に当たれば、症状は緩和されます。しかし抗がん剤には副作用があるので、痛みは取れても、全身倦怠感《けんたいかん》や食欲不振で苦しむといった事態がひんぱんに生じます。体感できる副作用がない場合にも、各臓器に対する毒性が蓄積《ちくせき》していき、ある時点で一気に症状が現れ、死亡したり回復不能の副作用が生じたりします。ですから、苦痛は、抗がん剤以外の方法(鎮痛剤《ちんつうざい》や放射線など)で緩和を図《はか》るのが妥当《だとう》です。

④免疫療法《めんえき》

がんには免疫が関係しているらしい、リンパ球《きゅう》を強化するといいらしい、と多くの人が免疫療法に関心を示します。その実際のところはどうでしょう。

リンパ球を採取して、試験管中で培養《ばいよう》するなどして能力を強化し、人体にもどすという方法は、かつてずいぶん研究されました。そして、腎《じん》がんと悪性黒色腫《あくせいこくしょくしゅ》(メラノーマ)の一部で腫瘍縮小効果を認めました。が、そこまでで、他のがんでは腫瘍縮小効果がないか乏《とぼ》しいので、研究者の間では熱が冷めています。

現在リンパ球療法が盛んに行われているのは、市中のクリニックにおいてです。元東大教授などの肩書きを持つ人が関わっていたりすることもあり、人気は絶大なようですが、効果がないか証明されていないことに変わりはありません。それなのに1コースで百万円、2百万円といった高額の料金をとっているのですから、詐欺《さぎ》に近い、というより詐欺そのものでしょう。

免疫機構が発がんに関係していることは確かでしょう。正常細胞の遺伝子《いでんし》が変化して日々新たに生まれていると言われるがん細胞は、初期の段階で免疫機構に排除されている可能性があります。そしてリンパ球が免疫機構の一端を担っていることもまちがいありません。しかし、臨床的《りんしょうてき》に明らかになったがん病巣《びょうそう》は、そういう免疫機構の力に打ち勝って育ってきたのです。

免疫機構は、細菌、ウイルス、毒素などが侵入した場合には効率よく働きます。リンパ球は、ある成分が自分の体に由来するものか、外部からのもの(=外敵)かを識別する力があるからです。臨床的に明らかな病巣になるまでがん細胞が育つことができたのは、リンパ球がその細胞を外敵《がいてき》と認識しなかったことを意味します。リンパ球の識別能力は生まれた時に定まり、その後変更できないので、いくら試験管の中で試みても、強化することは不可能です。これがリンパ球療法が無効である原理的理由の1つです。

その他いろいろ市中に出回っている免疫療法も、結局はリンパ球の能力を強化しようとするものですから、同様の理由で有効になるはずがないものです。

2 がんの初発《しょはつ》部位別、再発・転移のポイント

急性白血病《きゅうせいはっけつびょう》

小児リンパ性白血病は6割程度が初回治療で治りますが、再発してきた場合には、造血《ぞうけつ》幹《かん》細胞移植をともなう高用量化学療法の施行を検討することになります。

成人の急性白血病は、小児に比べ、治《なお》る率が低い。ことに60歳以上ともなると、治る可能性は、ほぼゼロです。治療しても必ず再発するし、その場合の体力の落ち込みは(治療しなかった場合より)ひどいので、60歳以上には初回治療としても化学療法をすべきでない、という意見もあります。

成人の急性白血病が再発した場合には、比較的若ければ、造血幹細胞移植をともなう高用量化学療法を検討することになります。副作用死の率が高い、きびしい治療ですから、医者から提案された場合に受けるかどうかは、各自が決断するしかありません。

急性白血病は何度再発しても、抗がん剤によって白血病細胞の数がそのつど減るので、医者に任せておくと、延々と抗がん剤治療が行われ、毒性で死ぬことになりがちです。

慢性《まんせい》白血病《はっけつびょう》

いったん白血病細胞が減っても、かならずぶりかえす、治癒《ちゆ》しない病気です。高齢者でも化学療法がくり返されて、毒性死するケースが多い。化学療法を受けたら体が楽になるかどうかを目安として、次の回を受けるか受けないかを決めるのがよいでしょう。

グリベック（＝イマチニブ）という分子標的薬《ぶんしひょうてきやく》が登場し、慢性骨髄性《こつずいせい》白血病の標準治療薬になりました。従来の薬より副作用が少ないのですが、効《き》かなくなると、結局抗がん剤に戻ってしまいます。（注・分子標的薬…がん細胞に特別多く含まれる分子をねらって、その働きをブロックすることにより、がん細胞を死滅させようとする薬。抗がん剤はがん細胞も正常細胞も無差別にねらう。77ページ参照）

悪性《あくせい》リンパ腫《しゅ》

・ホジキンリンパ腫

初回に放射線だけで治療していた場合は、抗がん剤治療で治る可能性が高い。これに対し、初回が抗がん剤治療の場合は、再発を放射線で治すことは困難です。それで高用量化学療法を検討することになり、進むも引くもきわめて困難な決断を迫られます。

・非ホジキンリンパ腫

中・高悪性度群と、低悪性度群に分かれます。中・高悪性度群は初回治療でたいてい抗がん剤を使っているはずで、再発した場合に放射線では治りません。それで高用量化学療法を検討することになりますが、もし実施する方針になっても、通常量の化学療法を一度試してみて、顕著《けんちょ》な腫瘍縮小が認められた場合に限ります。

低悪性度群は、再発してきた場合には、原則的に治癒《ちゆ》しないと考えられています。それで再治療の目標は、延命《えんめい》か症状緩和《かんわ》になります。少量の放射線で腫瘍量を減らすのが効果的で、抗がん剤はなるべく使用をひかえるのがよいでしょう。

脳腫瘍《のうしゅよう》(下垂体腺腫《かすいたいせんしゅ》、聴神経腫瘍《ちょうしんけいしゅよう》を除く)

小児にも成人にも生じます。脳から他の臓器へは転移しないので、手術している場合を除き(手術していると血行転移《けっこうてんい》する場合がごくまれにある)、リンパ節転移も臓器転移も生じません。局所再発すると、初回治療で目一杯《めいっぱい》の治療をしていることもあり、治《なお》りません。再発のたびに手術を受ける人もいますが、正常神経組織が多少とも取られるので、神経マヒは手術前より進んでしまい、得策《とくさく》ではありません。

頭頸部《とうけいぶ》がん

上咽頭《じょういんとう》がん、中咽頭《ちゅういんとう》がん、舌《ぜつ》がん、喉頭《こうとう》がん、下咽頭《かいんとう》がんが主なものです。頸部《けいぶ》リンパ節転移がよく生じますが、初回治療で郭清《かくせい》をしていなければ、郭清で対処するのが原則です。これに対し、郭清後の領域リンパ節再発は放射線をかけたりしますが、たいてい臓器転移が出てきます。

局所再発は、初回治療で手術がなされている場合には、再治療に放射線を用い、初回治療が放射線の場合は、手術を用いるのが原則です。初回治療で放射線と手術が使われている場合は、有効な手段がありません。切除手術が困難な部位もあります。

上《じょう》咽頭《いんとう》がん

手術が困難なので、初回治療には放射線(あるいは抗がん剤も併用)を用いているはずです。局所再発すると、できることがほとんどないので、抗がん剤治療をすることになりがちですが、治らないので得策ではありません。

頸部《けいぶ》リンパ節に転移していることが多いので、初回治療時に、頸部にも放射線を照射しているでしょう。それゆえ、領域リンパ節だけに再発がある場合には、手術で対処することになります。肺などの臓器転移が生じることも少なくないがんです。

中《ちゅう》咽頭《いんとう》がん

中咽頭も手術が困難な部位です。上咽頭がんについて述べたことが参考になります。

舌《ぜつ》がん

初回治療で手術が行われている場合の局所再発は、手術では治《なお》らないので、放射線を用います。最初の切除範囲が狭くて、再発病巣《びょうそう》が小さい場合には、小線源《しょうせんげん》療法という、放射線が出る針を舌に刺入《しにゅう》する方法を用いれば、治る率はかなり高い。しかし、初回治療で大きく切除しているのに再発した場合は、かなり悲観的です。

初回に小線源療法で治療したあとの局所再発は、手術を検討することになります。

初回治療が手術の時は、多くの場合、頸部リンパ節郭清も行われています。それでも領域再発があった場合には、治すことは困難です。これに対し、初回が小線源療法の時は、頸部《けいぶ》リンパ節を郭清《かくせい》していないことが多い。その場合は、頸部リンパ節に再発しても、郭清で対処できます。

喉頭《こうとう》がん

発生部位により声帯《せいたい》がん、声門上《せいもんじょう》がん、声門下《せいもんか》がんに分かれますが、最後の声門下がんはごく少数です。いずれも初回治療は、進行度にかかわらず放射線治療が妥当《だとう》ですが、残念なことに耳鼻科が優勢の日本では、喉頭全摘《ぜんてき》術をされている人が少なくないのが現状です。

手術後に局所再発すると、放射線を照射してもほとんど治りません。これに対し放射線治療のあとの局所再発は、手術で治る率が高い。それも、初回は放射線治療にしたほうがベターである理由です。

頸部《けいぶ》リンパ節に関しても、初回治療が手術の場合は同時に郭清することが多く、初回が放射線治療の場合は、郭清しないのがふつうです。したがって、領域リンパ節に再発したあとは、舌がんで述べたことを参考にしてください。

下咽頭《かいんとう》がん

喉頭に近い部位から発生するのに、喉頭がんより転移率も死亡率も高いがんです。が、治療法の基本は、喉頭がん同様です。初回治療では、なるべく放射線治療をして下咽頭を温存したほうがよいのですが、耳鼻科医の力が強い日本では、多くが手術されている現実があります。再発したあとの対処法は喉頭がんのそれと同じです。

甲状腺《こうじょうせん》がん

再発しても、その後の生存期間が長いことで有名です。乳がん同様、臓器転移《ぞうきてんい》をかかえて5年、10年と生きることが少なくないのですが、他のがんではあまり見られぬ現象です。

甲状腺がんは放射線感受性が高くないので、再発した場合にも、再手術で対処することになります。ただし、がんの種類によっては、ヨードという物質をがん細胞内に取りこむことがあり、その場合、放射線を出すヨードを飲ませると、転移した細胞内に入って、がんを死滅《しめつ》させられることがあります。

肺がん

肺がんの再発は、局所再発でも領域再発でも、たいていどこかに臓器転移が潜《ひそ》んでいます。それで再発すると、担当医から抗がん剤治療を勧《すす》められることが多いと思います。しかし残念ながら、抗がん剤で体の中からがん細胞をすっかりなくすことは困難ないし不可能です。そして、抗がん剤治療は副作用が強く、日常生活の質が落ちる上、治療中に毒性死する可能性も高い(肺がん患者に限らないのですが、高齢者や、喫煙歴があって肺組織がダメージを受けている人では、毒性死する可能性は、若い人や肺がきれいな人の何倍にもなります)。

それゆえ、再発部位を問わず、抗がん剤治療は勧められません。症状があれば、なるべく放射線や鎮痛剤《ちんつうざい》で対処して、生活の質を保つようにすべきです。

肺がんは、初診時から(諸検査で)臓器転移の存在が明らかになることが多いがんです。神経マヒ症状があって、調べたら脳に病巣《びょうそう》があり、全身を検索《けんさく》したら肺がんがあり、脳の病巣は肺がんからの転移だった、などというように、転移症状が先行して現れることもあります。これらの場合にも、上述の理由で抗がん剤治療は疑問です。腫瘍を縮小させる必要がある場合には、放射線治療が有効です。

食道《しょくどう》がん

粘膜《ねんまく》切除術後の局所再発は、技術的に可能なら、粘膜切除術で対処すればよいでしょう。それが危険な場合には、食道全摘《ぜんてき》術か、放射線治療になります。食道全摘術は後遺症《こういしょう》がひどく、日常生活の質が落ちるので、避けたほうが賢明です。放射線治療は、放射線の作用を増感《ぞうかん》する目的で、少量の抗がん剤を併用するのが現在の主流です(「化学放射線療法」という)。治療法に関する、この比較考量は、初回治療の場合にも当てはまり、粘膜切除術ができない進行度のがんなら、なるべく放射線治療にすべきです。

食道全摘術後の局所再発や領域再発は、放射線を照射しますが、臓器転移を伴うことが多く、まず治《なお》りません。

放射線(抗がん剤併用の場合も含む)で治療したあと食道に再発した場合は、臓器転移がなさそうなら、食道全摘術を検討することになります。が、局所再発だけと思っても、あとから臓器転移が出現することが多いものです。

胃がん

粘膜《ねんまく》切除術後に局所再発した場合、再度の粘膜切除術が可能なら、それを受けるのが得策です。しかし早期がんでも、粘膜切除が不可の場合が少なくありません。胃袋は、全摘《ぜんてき》する場合と、5分の1でも残す場合とで、その後の生活の質が全然ちがいます。それゆえ全摘と言われたら、進行がんであっても手術を受けない、というのも一法です。

局所再発でも、残胃《ざんい》(ないし胃袋があった場所)の周辺に広がっている場合には、手術で治すことはできません。胃がんからの肝転移《かんてんい》は、後述する大腸がんからの肝転移と異なり、多数あることが圧倒的多数なので、肝部分切除術は通常行いません。ごくまれに手術を受けて長生きしている人がいますが、そういう例外的なケースを参考にして手術を受けると、99%以上が後悔する結果になります。

抗がん剤治療は、腫瘍が小さくなることがありますが、結局治らないし、生活の質を落すので、受けないほうがよいでしょう。放射線治療は、症状を緩和《かんわ》するのに有効なことが多い。

大腸《だいちょう》がん

粘膜《ねんまく》切除術後の局所再発は、粘膜切除術で対処できればそうするのがよいと思います。それが危険な場合には、大腸の部分切除を検討することになりますが、大腸は長いので、一部を切除しても、後遺症《こういしょう》が(ない、というわけではないが)胃の部分切除ほどには重くありません。ただし病変が直腸にあって、手術すると人工肛門《じんこうこうもん》になる場合には、少し様子をみて、さらに増大するかどうか確かめてから手術を決めるほうが納得がいくかもしれません。

大腸切除術後に、がんが周辺に局所再発した場合には、再手術しても治りません。最初の手術で目一杯《めいっぱい》切除していることが多いからです。例外として、直腸がんが骨盤《こつばん》内に局所再発し、腹膜転移《ふくまくてんい》を含む遠隔転移《えんかくてんい》がない場合には、骨盤内の臓器をすべて切除すると(骨盤内臓全摘術)、一部が治ります。しかし骨盤内臓全摘術は、手術死亡率が高く、術後の生活の質は(人工肛門と人工膀胱《ぼうこう》になるので)はなはだ低下します。この手術が可能である場合にも、受けずに、骨盤への放射線治療程度にとどめておいたほうがよいでしょう。手術不能で、会陰部痛《えいんぶつう》のような症状がある場合には、鎮痛剤《ちんつうざい》を使いながら、放射線治療をします。

大腸がんからの肝転移と肺転移は、切除手術の対象としてよい場合があります。これから述べることは、胃がん、肺がん、乳がんなどからの肝転移や肺転移に当てはまらない、いわば例外事象です(これら他部位のがんからの転移は、一見手術で取れそうでも、手術以外の方法で対処すべきです)。

大腸がんは、理由は不明ですが、肝転移も肺転移も、少数個に限られていることがあります。ただし肺転移に比べ、肝転移のほうが、他部位に臓器転移がない可能性が高い。それゆえ肝転移のほうが、切除手術の対象になりやすく、ここでは肝転移について解説します。

まず、いろいろな画像検査で、肝転移病巣が1〜3個程度の少数個に限られているとみえる場合にも、他臓器に転移がある場合のほうが多数です。また肝臓内に、みえない大きさの転移病巣《びょうそう》が潜《ひそ》んでいる可能性も7割程度あります。それゆえ患者を選んで、転移病巣を切除しても、5年生存率はおおむね3割程度になります。手術対象となる患者の条件をきびしくすればするほど、生存率は高まります。

画像検査で肝転移病巣の数が5個、10個とあっても、肝転移患者は多数いるので、その中には、病巣がそれだけに限られている人がごく少数います。そういう人では、それらを全部切除すれば、治《なお》るチャンスが生まれます。また、肝臓の手術を5回、6回とくり返し、その後再発がない人もまれにいます。マスコミによって、そういう話が世の中に流れるので、手術を受ける決心をする人が少なくないのですが、圧倒的多数は後悔することになります。後悔した人の話は、本人が亡《な》くなってしまうこともあり、世の中には伝わりにくいのです。また手術自体、肝臓の一部を切り取るのですから、体には相当負担になり、術死する場合もあります。

それゆえ肝転移は、少数個であり、技術的に可能であれば、ラジオ波《は》による焼灼《しょうしゃく》や定位《ていい》放射線治療（三次元照射）を考えてみるのが妥当《だとう》でしょう。それができない時に、手術が検討対象に入ってきますが、前述のような問題点を考えると、勧《すす》めるまではできないので、よく考えてから決めてください。

肝転移の抗がん剤治療には、静脈注射による全身化学療法と、肝動脈までカテーテルを進めて動脈内に抗がん剤を直接注入する「動注法《どうちゅうほう》」とがあります。が、どちらにも、肝転移を治す力はありません。抗がん剤治療の専門家により延命効果があると主張されていますが、本当にあるかどうか疑わしく、あっても数ヶ月です。抗がん剤の副作用・毒性や生活の質の低下を考慮すると、受けないほうがベターでしょう。

肝《かん》がん（肝臓がん）

肝がんで一番問題になるのは、肝臓内への再発です。肝がんは肝硬変《かんこうへん》を母地として生じてくることが多いので、切除手術やラジオ波焼灼法がうまくいっても、たいてい別の場所に再発してきます。再発した時には、ふつう手術以外の方法で対処することになります。

これまで肝がんは、肝臓の機能不全を原因として亡くなることが多く、他臓器への転移を考慮する必要はあまりありませんでした。しかし、他臓器への転移がないわけではなく、肝臓の治療が曲がりなりにも成功して長生きしていると、転移のことを考えなければならないことも増えます。抗がん剤の使用はやめて、鎮痛剤《ちんつうざい》や放射線による対症療法に徹するのがよいでしょう。

胆道《たんどう》がん

局所再発も臓器転移も、化学療法では治りません。多数に実施すると、再発病巣《びょうそう》が小さくなる人がいますが、そういう特殊ケースは一般的に化学療法を実施する根拠になりません。再発病巣が小さくなった人でも、毒性で寿命《じゅみょう》を縮《ちぢ》めている可能性があります。苦痛があれば、鎮痛剤《ちんつうざい》や放射線による対症療法に徹するのが得策です。

膵《すい》がん（膵臓がん）

胆道《たんどう》がんの項を参照。

腎《じん》がん（腎臓がん）

腎がんの再発・転移病巣《びょうそう》が抗がん剤で縮小することは、まれです。ところが、インターフェロンやインターロイキンという薬物に対する反応率はそれ以上です。が、反応しても治ることはないと考えられており、延命《えんめい》効果があるか否かもはっきりしません。また、リンパ球《きゅう》を用いた免疫療法《めんえきりょうほう》でも、再発・転移病巣が縮小することがありますが、やはり延命効果の有無は不明です。

まれですが、転移病巣が単発《たんぱつ》であることもあります。それゆえ、転移が単発にみえる時に、手術や放射線で徹底的にたたくことは意味がある可能性がありますが、結局は全身状態との兼ね合いになります。

膀胱《ぼうこう》がん

膀胱に再発した時、以前に放射線を照射していなければ、放射線治療が可能です。放射線を照射したあとの再発は、手術を考慮することになりますが、臓器転移を伴っていることが多いので、膀胱を失った分だけ損する可能性もあります。膀胱切除後の局所再発は、放射線を照射してもまず治りません。が、腫瘍が縮小することは多いので、症状緩和《かんわ》には役立ちます。

前立腺《ぜんりつせん》がん

採血《さいけつ》検査をしてPSA《ピーエスエー》(前立腺特異抗原《とくいこうげん》)高値をきっかけに発見される前立腺がんが増えています。その場合、手術、放射線治療、治療せず様子をみる、という選択肢《せんたくし》があります。手術や放射線治療をすると、PSAはいったん低下しますが、ふたたび上昇してくることがあります。局所再発です。それを何とかしようとすると、初回治療が手術の場合は放射線治療、初回が放射線治療の場合は手術になります。

PSA高値で発見されたがんを放置しておいた場合には、PSAが上昇していく場合と、上昇しない場合とがあります。どの程度上昇したら治療するか、値の目安《めやす》はありません。

PSA高値で発見された前立腺がんを治療しても、しなくても、寿命《じゅみょう》は変わらないようなので、PSAが上昇してもがんに由来する症状が出るまで治療しないのが一法です。

前立腺がんの臓器転移は骨にくることが多く、痛みがでます。女性ホルモンなど、男性ホルモン作用を抑える薬には、がん細胞の増殖を抑制《よくせい》する働きがあるので、鎮痛効果を期待してよく使われます。しかし、心血管系の病気が出たりして副作用で寿命《じゅみょう》を縮《ちぢ》めることがあります。痛みには、鎮痛剤《ちんつうざい》や放射線などの使用も考慮する必要があります。抗がん剤治療は、高齢者が多いこともあり、他のがん以上に生活の質が悪くなりがちです。

子宮頸《しきゅうけい》がん

子宮を切除したあとの局所再発は、放射線を照射します。子宮があった場所の近傍にとどまっていれば、治《なお》る可能性があります。円錐《えんすい》切除術のあとの子宮内再発は、子宮摘出術《てきしゅつじゅつ》をするか、放射線治療をすれば治る可能性が高い。

放射線治療後の局所再発は、通常の手術では治ることはまれです。それで、子宮、卵巣《らんそう》、膣《ちつ》、膀胱《ぼうこう》、尿道《にょうどう》、直腸を一括《いっかつ》して切除する骨盤《こつばん》内臓全摘術《ぜんてきじゅつ》が行われることがあります。手術死亡率が高く、術後の生活の質は悪く、他に転移が出てくることが多く生存率が低いので、到底勧《すす》められない手術です。

転移や局所再発に対する抗がん剤治療は、延命《えんめい》効果が示されていないし、生活の質を下げるので、受けないほうがよいでしょう。

子宮《しきゅう》体《たい》がん

日本ではあまり放射線治療が用いられないためか、婦人科医でも知らないことが多いのですが、放射線感受性はかなり高いがんです。外国では初回治療に用いられることも少なくありません。手術後の局所再発が、たとえば膣《ちつ》に限局している場合には、放射線治療をするとよいでしょう。もし初回治療に放射線を選び、子宮に再発した場合には、手術を検討することになります。

抗がん剤治療は、延命効果すら示されていないし、生活の質が悪くなるので、受けないほうがよいでしょう。

卵巣《らんそう》がん

腹腔《ふくくう》内に再発することが多いがんです。抗がん剤で小さくなることが多いので、際限なく抗がん剤治療が続けられがちです。しかし、そういうやり方に延命効果があることは示されていないし、毒性で命を縮《ちぢ》めることが多いので、再発したら抗がん剤という考え方は改める必要があります。

再発したら、治ることはないので、治療の目的を症状緩和《かんわ》に絞《しぼ》るべきです。そのほうが、もし抗がん剤治療をするとしても、回数が少なくてすみ、結果的に(延々と抗がん剤治療を続けた場合に比べ)寿命《じゅみょう》が延《の》びます。たとえば、がんが増大して苦しくなったら、少量の抗がん剤(カルボプラチン単剤)を使ってみるのです。それで症状が緩和されなければ、抗がん剤治療はやめる。症状が緩和したら、つぎに悪化するまで、抗がん剤治療は休止する、というのが一案です。放射線に対する感受性は良好なので、症状緩和に役立ちます。

睾丸腫瘍《こうがんしゅよう》

抗がん剤で治《なお》るがんの1つです。手術や放射線治療後の再発は、きちんとした抗がん剤治療をすれば、大部分が治ります。抗がん剤治療をしたあとの再発でも、通常量の抗がん剤治療で治ることがまれにあります。造血幹《ぞうけっかん》細胞移植を併用する高用量化学療法(抗がん剤治療)も行われていますが、毒性死する率も高く、いまだ実験段階でしょう。

あとがき

本書は『患者と語るガンの再発・転移』（94年初版）の改題《かいだい》・増補新版《ぞうほしんぱん》です。

初版刊行の発端《ほったん》は、ある乳がんの患者さんの経過でした。

その患者さんは、再発・転移なく数年を過ごしていましたが、ある時、背中が痛くなりました。それまで好調だったので、『大丈夫、なんでもない。乳がんとは関係ない』と自分で判断し、私の外来には受診せず、近くの開業医のところへ通いました。ところが、それは脊椎《せきつい》への転移であり、数ヶ月たつうちに進行して脊椎のなかを通っている神経を圧迫し、とうとう下半身マヒになってしまったのです。

私は、再発・転移について、もっと詳《くわ》しく患者さんに説明しておくべきだった、と反省しました。私は医者の中では、患者さんによく説明するほうだと思っていましたが、再発・転移については説明が不足していたと認めざるをえませんでした。それで、自分の知っていることや考えていることを、洗いざらい書いてしまおうと決心したわけです。

もうひとつの発端は、私が乳がん治療について最初の問題提起をした本『乳ガン治療・あなたの選択』（90年刊行）の編集を担当した三省堂出版部の阿部正子さんとの会話でした。

私は医療における数々のタブーをなくしてきたつもりですが、自分自身のうちにタブーを抱えていては、患者をひどい医療から解放できないし、患者を尊重したことにもならない、私自身も解放されない、と気づかされたのです。

しかし、ありのままに話すといっても、医者が一方的に話す形では、伝えたいことも伝わりません。そこで、乳がんを経験したイデアフォーのメンバーと一緒に、実際に何回か『再発・転移の勉強会』をしました。すでに初回治療を終えた経験者や、治療中の患者さんに質問や言い分をぶつけてもらい、医者も患者も本音で語り合って得た声を土台にして構成したのが本書です。


初版刊行から約10年、幸い、長らく、たくさんの方々に読んで頂くことができました。

この間、いろいろな臓器《ぞうき》がんで手術の縮小化が進み、手術しないで放射線治療を受ける患者さんも増えてきました。全国の乳がん治療の中で乳房温存療法が占める割合は、2000年に4割だったので、今では5割を突破《とっぱ》しているでしょう。

しかし、再発・転移の治療法には、大きな変化はみられません。患者さんが抱《いだ》いている、再発・転移に対する誤解や不安も昔のままのようです。私の、再発・転移に対する考え方も大筋においては変わっていませんが、乳がん初回治療時の抗がん剤治療に対する評価は、「微小《びしょう》な転移が治《なお》ることがある」から、「延命《えんめい》効果だけかもしれない」に変わりました。その点を加味《かみ》して全体を書き改めました。

また、本書第1部は、患者さんとの会話の形式をとっていますが、この10年間に生じた変化や新たに発表された医学データと整合するように、手直ししました。第2部の「他のがんの再発・転移」は全面的に書き直しました。

また、新版にあたり、共著者としてイデアフォーの名前を入れました。イデアフォー会員たちとの対話がなければ本書が生まれなかったことを明確にするためです。新版にあたっては、イデアフォーの中澤幾子さんに協力してもらいました。

なお、再発したあとの患者さんの実際の生き方としては、21人の再発乳がん患者さんの手記を集めた本『再発後を生きる』(イデアフォー編、三省堂)が参考になるでしょう。

最後になりましたが、「先生、お先に」と言って旅立っていかれた人たちに、あらためて、お礼を言いたいと思います。本書で話した私の日常診療上の考え方は、患者さんの生き方や考え方から教えられたものがたくさんあります。

本書に記した事実の中から、読者が、自分に合ったがんとのつきあい方を見つけられ、よりよい人生を過ごして頂けることを願っています。

2003年10月16日

著者を代表して　近藤　誠

ま・や・ら・わ行

ABC

は行

た行

な行

さ行

索引

あ行

か行

著者●近藤誠（こんどう・まこと）
1948年生まれ。73年、慶應義塾大学医学部卒業。83年より同大学医学部放射線科講師。がんの放射線治療が専門。悪性リンパ腫の治療成績の改善、乳房温存療法の導入、医療情報の公開等、先駆的な活動を続けている。2014年慶應義塾大学医学部定年退職。「近藤誠セカンドオピニオン外来」開設。

●三省堂で刊行している著者の本
『乳ガン治療・あなたの選択』（90年）
『再発・転移の話をしよう』（03年）
『新・抗がん剤の副作用がわかる本』（04年）
『データで見る 抗がん剤のやめ方始め方』（04年）

著者●イデアフォー
主に乳がん体験者からなる医療市民団体。1989年設立。会員約500名。活動は独自の病院アンケートによる医療情報の公開や講演会、患者向けの電話相談、おしゃべりサロン等。近藤誠医師との共著で2002年『わたしが決める乳がん治療』（碧天舎）、『乳がん　あなたの答えが見つかる本』（双葉社）。2003年『再発後を生きる』（21人の乳がん患者の手記、三省堂）を編集。連絡先　TEL03-3682-7906（2014年現在）

再発・転移の話をしよう

2003年11月20日　第1刷発行
2014年9月30日　第6刷発行

著　者――近藤誠＋イデアフォー
発行者――株式会社　三省堂　代表者　北口克彦
発行所――株式会社　三省堂
〒101-8371　東京都千代田区三崎町二丁目22番14号
電話編集　(03)3230-9411　営業　(03)3230-9412
振替口座　00160-5-54300

落丁本・乱丁本はお取替えいたします〈再発・転移の話をしよう、288頁〉
ISBN978-4-385-35552-8　　三省堂のHPアドレス http://www.sanseido.co.jp/